JASPER CAVEN

TRAINING MIT PLAN

Hinweis

Das Werk, einschließlich aller seiner Teile, ist urheberrechtlich geschützt. Das Werk darf – auch teilweise – nur mit schriftlicher Genehmigung des Autors wiedergegeben werden. Dies gilt sowohl für die Speicherung als auch für die Vervielfältigung oder Veröffentlichung, sowohl von Texten als auch von Grafiken und Tabellen.

Haftungsausschluss

Die Benutzung dieses Buches und die Umsetzung der darin enthaltenen Informationen erfolgt ausdrücklich auf eigenes Risiko. Der Autor kann für Schäden jeder Art, die sich durch Anweisungen aus diesem Buches ergeben, aus keinem Rechtsgrund eine Haftung übernehmen. Das Werk, inklusive aller Inhalte, wurde unter größter Sorgfalt erarbeitet. Der Autor übernimmt jedoch keine Gewähr für die Aktualität, Korrektheit, Vollständigkeit und Qualität der bereitgestellten Informationen. Druckfehler und Falschinformationen können nicht vollständig ausgeschlossen werden. Es kann keine juristische Verantwortung sowie Haftung in irgendeiner Form für fehlerhafte Angaben und daraus entstandene Folgen vom Autor übernommen werden.

ISBN 978-3-00-061520-7 · © 2018 omos media GmbH · Danzigerstraße 157 · 10407 Berlin

VORWORT

Mein Name ist Jasper Caven, ich bin studierter Ernährungsberater, Personal Trainer und Dozent für Sporternährung. Ich beschäftige mich seit über 10 Jahren mit dem Thema Kraftsport. Als ich den ersten Kontakt mit einer Hantel hatte, war ich 17 Jahre alt und wog auf 180 cm gerade mal 58 kg. Ein guter Freund schenkte mir ein altes "Damen-Hantel-Set", das er nicht mehr brauchte. Es bestand aus einem grauen Plastikkoffer mit zwei Hanteln, die von 0,5 - 2,5 kg pro Hantel verstellbar waren. Auch wenn die Gewichte nicht groß waren, war mein Ehrgeiz geweckt und so bestellte ich mir einige Wochen später eine Klimmzugstange und ein größeres Set Hanteln mit Langhantel, Kurzhanteln und Gewichten bis 70 kg. Nachdem die Klavierbank meiner Mutter sich als zu instabil erwiesen hatte, ergänzte ich das Equipment noch um eine Hantelbank. Sicherheit geht schließlich vor. Es war nicht viel, reichte für den Anfang jedoch aus und so trainierte ich mit wenig Verstand, aber viel Leidenschaft. Klimmzüge, Bankdrücken, Bizeps-Curls, Kurzhantel-Rudern, Überzüge - ich probierte jede mögliche Übung aus.

Ich wollte mehr über das Thema Kraftsport lernen und begann nach Quellen zu suchen, die mir das nötige Wissen vermitteln konnten. Das war damals jedoch gar nicht so leicht. Ich war der Einzige in meiner Klasse, der überhaupt trainiert hat und YouTube-Videos oder Online-Kurse gab es damals noch nicht. Es gab lediglich ein paar Foren und Bücher. Die dort verbreiteten Informationen musste man jedoch mit großer Vorsicht genießen, da man nie genau wusste von wem sie eigentlich kamen und ob sie auch wirklich der Wahrheit entsprachen. Das wusste ich damals aber noch nicht. Ich habe die Leidenschaft für den Kraftsport entdeckt und schlichtweg nach jeder Methode trainiert, die als vielversprechend angepriesen wurde.

Das Training zuhause war bald ausgeschöpft und so meldete ich mich nach etwa einem Jahr und mit ca. 63 kg Körpergewicht in einem Hardcore-Bodybuilding-Studio an. Auch wenn ich mich zu Beginn nicht traute im T-Shirt zu trainieren, liebte ich die Atmosphäre. Ohne es zu merken, wurde ich jedoch noch tiefer in die unwissenschaftliche Welt des Bodybuildings reingezogen. Damals kannte ich niemanden, der wirklich Studien zu dem Thema gelesen hatte. Alle bezogen sich nur auf die Erfahrungswerte ihrer Idole oder bekannter Profisportler. Dass ich eventuell nicht genauso trainieren sollte wie ein 130 kg schwerer Profibodybuilder auf Steroiden blendete ich völlig aus. Obwohl ich gerade mal ein paar Jahre Trainingserfahrung hatte, trainierte ich im 3er-Split und belastete jeden Muskel in jedem Training bis zum absoluten Muskelversagen. Ich nutzte so viele Intensitätstechniken wie nur möglich. Ein Workout ohne Trainingspartner war kaum möglich, da ich am Ende eines Satzes Bankdrücken die Hantel nicht mehr alleine hochdrücken konnte. Anschließend plagte mich eine Woche lang schlimmer Muskelkater. Aber das war es mir wert. "Wer sich mehr anstrengt, wird auch mehr Ergebnisse erzielen!" Das dachte ich damals zumindest...

Leider stimmt das nicht; im Gegenteil. Meine Kraftleistung stagnierte, mein Körpergewicht stieg kaum noch an, ich fühlte mich immer ausgelaugter und wurde häufiger krank. Man wird nämlich nicht die schnellsten Muskelzuwächse verzeichnen, wenn man einfach nur hart trainiert, sondern wenn man smart trainiert. Versteh' mich nicht falsch: Krafttraining ist immer anstrengend und muss intensiv sein, um deine Muskeln zum Wachsen zu bringen. Das bedeutet aber nicht, dass du dich malträtieren musst.

Im Laufe der Jahre habe ich nicht nur Ernährungsberatung studiert, sondern auch ein Dutzend Lizenzen im Fitnessbereich erworben. Ich habe von Trainern lernen dürfen, die die absolute Elite im Profisport trainieren und habe tausende Studien gelesen. Anhand dieses neu gewonnenen Wissens stellte ich mein Training um. Ich musste mich weniger quälen, hatte keinen Muskelkater mehr, musste nicht auf alles verzichten, wurde seltener krank und hatte vor allem wieder mehr Spaß beim Training. Und das Beste ist: Ich baute mehr Muskeln auf als je zuvor. Ich wog nun ca. 82 kg und hatte somit knapp 25 kg zugenommen. Da mein Sixpack immer noch deutlich sichtbar war, wusste ich, dass ich nicht einfach nur Fett zugelegt hatte. Ich hatte endlich die Muskulatur aufgebaut, die ich immer haben wollte.

Ich wünsche mir, dass du nicht die gleichen Fehler machen musst, die ich damals gemacht habe und die meine Fortschritte um Jahre zurückgeworfen haben. Ich möchte weit verbreitete Mythen im Kraftsport ein für alle Mal aus dem Weg räumen. Darum habe ich die Informationen in diesem Buch mit ca. 200 Studien untermauert. Ich hoffe, dass dich mein Buch bis an dein Ziel bringt. Natürlich weiß ich, dass es manchmal schwer sein kann anzufangen und das ganze Wissen aus dem Buch in dein Training zu integrieren.

Wenn du also:

- Hilfe bei der Umsetzung benötigst,
- eine persönliche Betreuung möchtest,
- unter Verletzungen leidest,
- im Training stagnierst oder
- dein Ziel noch schneller erreichen möchtest,

melde dich bei mir und ich werde dich bis an dein Ziel begleiten. Du findest die Möglichkeit für ein Coaching mit mir auf: https://jasper-caven.de/training

Oder du scannst einfach diesen QR-Code:

INHALT

9. ERNÄHRUNG.........113

10. TRAININGSPLÄNE.......... 134

QUELLEN.. 165

1. GRUNDLAGEN

Die Grundlagen der Trainingslehre sowie der Beschaffenheit deiner Muskeln sind die Basis für die weiteren Kapitel. Auf den folgenden Informationen bauen die weiteren Schritte für deine Trainingsplanung auf.

ZIELSETZUNG

Zuerst solltest du dir bewusst machen, was dein Trainingsziel ist. Willst du möglichst viel Muskulatur aufbauen oder möglichst stark werden? Strebst du eine Mischung aus beidem an oder möchtest du einfach nur gesund bleiben? Je nach Zielsetzung musst du dein Training entsprechend anpassen. Zunächst möchte ich dir eine Übersicht geben, welche Ziele du realistisch erreichen kannst.

MUSKELAUFBAU

Trainingsanfänger können schneller Muskeln aufbauen als erfahrene Athleten. Je länger du schon trainierst, desto geringer werden die Fortschritte. Darum beziehen sich die meisten Ansätze in der Trainingsplanung auf die Trainingszeit. Natürlich spielen aber noch viele weitere Faktoren eine Rolle.

Faktoren, die den Muskelaufbau beeinflussen:

- Erholung
- Ernährung
- Genetik
- Geschlecht
- Training
- Trainingszeit

Je mehr dieser Punkte du optimierst, desto schneller wirst du Muskeln aufbauen. Die Ergebnisse können also sehr unterschiedlich ausfallen. Um jedoch eine ungefähre Einschätzung zu haben, möchte ich dir hier verschiedene Ansätze mitgeben. Je nach individueller Situation kann eine andere
Methode genauere Ergebnisse für dich liefern; sie liegen jedoch meist sehr
dicht beieinander.

Das Modell nach Lyle McDonald

Trainingsjahre (bei optimalem Training)	Potenzieller Muskelzuwachs pro Jahr	Potenzieller Muskelzuwachs pro Monat
1	9 – 11 kg	0,8 kg
2	4,5 – 5,5 kg	0,4 kg
3	2,3 – 2,7 kg	0,2 kg
4+	1 – 2 kg	> 0,1 kg

Wenn man im ersten Trainingsjahr ist und bereits optimal trainiert, kann
man also 9 –11 kg reine Muskelmasse aufbauen. Im Monat wären es demnach 0,8 kg. Da man es natürlich nicht schafft, nur reine Muskelmasse aufzubauen, sollte man noch etwas extra Gewicht für Wasser und Fett einplanen. Als Trainingsanfänger, der alles für den Muskelzuwachs optimiert hat,
solltest du also ca. eine Gewichtzunahme von 1 kg pro Monat anstreben. Je
länger du bereits trainierst, desto kleiner fällt die Gewichtssteigerung aus.

Das Modell nach Alan Aragon

Kategorie	Potenzieller Muskelzuwachs (in % des Körpergewichts pro Monat)
Anfänger	1 – 1,5 %
Fortgeschrittene	0,5 – 1 %
Profi	0,25 – 0,5 %

Ein Trainingsanfänger mit einem Körpergewicht von 70 kg könnte demnach ca. 0,7 – 1 kg Muskelmasse pro Monat zulegen, was in etwa mit den Prognosen von Lyle McDonald übereinstimmt. Die Prozentwerte von Alan Aragon sind eventuell etwas individueller, werden aber in Extremsituationen eher für größere Messfehler sorgen. Eine untergewichtige Person könnte demnach nur sehr wenig Muskulatur aufbauen und ein Übergewichtiger hätte ein sehr großes Potenzial zum Muskelaufbau. Dies stimmt so jedoch nicht. Gerade für Frauen kann es aber mehr Sinn machen, ihr Potenzial anhand ihres Körpergewichts zu bestimmen, da die anderen Modelle eher auf das Potenzial für Männer bezogen sind.

Das Modell nach Martin Berkhan

Das Modell von Martin Berkhan sagt zwar nichts darüber aus, wie viel Muskeln man pro Jahr aufbauen kann, es gibt aber an, wo in etwa das genetische Limit liegt.

Formel: Körpergröße – 100 = Maximalgewicht in Wettkampfform

Beispiel: Ich bin 180 cm groß.

180 cm – 100 = 80 kg

Ich könnte also bei einem Körperfettanteil von ca. 5–7 % maximal 80 kg wiegen. Allein diese Werte zu erreichen ist sehr schwer und braucht viele Jahre diszipliniertes Training.

GLEICHZEITIG MUSKELN AUFBAUEN UND FETT VERBRENNEN

Gleichzeitig Muskeln aufbauen und Fett verbrennen. Das ist wohl der Wunsch, den jeder hat. Diese beiden Ziele sind jedoch sehr entgegengesetzt. Um Muskulatur aufzubauen, muss man dem Körper mehr Kalorien zuführen als er verbraucht. Um Fett abzubauen, muss man dem Körper weniger Kalorien zuführen als er verbraucht. Allein diese Tatsache zeigt bereits, dass es nur sehr schwer möglich ist, beide Ziele gleichzeitig zu erreichen. Schaut man jedoch in die Studienlage, gibt es sehr wohl Untersuchungen, die belegen, dass es möglich ist gleichzeitig Muskeln aufzubauen und Fett zu verlieren *(Garthe et al., 2011; Antonio et al., 2015)*. Es scheint also möglich zu sein; du wirst dabei jedoch nie so schnell Muskulatur aufbauen als wenn du dich allein darauf konzentrieren würdest. Ein klassischer „Bulk", bei dem du so viel isst wie nur möglich, ist aber auch nicht nötig. Bei einem Bulk nimmst du unnötig viel Körperfett zu, das du später mit mühseligen Diäten wieder loswerden musst. Und hierbei geht meist auch Muskulatur verloren. Ein geplanter, aber kontrollierter Aufbau scheint also perfekt zu sein.

Möchtest du jedoch unbedingt gleichzeitig auch noch Körperfett verlieren, ist dies nur in bestimmten Situationen möglich. Es gibt vier verschiedene Situationen, in denen es möglich ist, gleichzeitig Muskeln aufzubauen und Fett zu verlieren:

Du bist ein Trainingsanfänger.

Der Körper eines Trainingsanfängers baut wesentlich leichter und schneller Muskulatur auf, selbst wenn man in einem leichten Kaloriendefizit ist. Dies funktioniert jedoch nicht dauerhaft.

Du bist übergewichtig.

In diesem Fall betreibt der Körper ein sogenanntes „body recompositioning". Er nutzt die Energie aus dem überschüssigen Fettgewebe, um genug Kalorien für den Muskelaufbau zu haben. Dies funktioniert natürlich nur solange, bis dein Körperfettanteil auf ein Level gesunken ist, an dem dein Körper keine Reserven mehr hergeben möchte.

Du hattest früher schon mal mehr Muskeln.

Hier greift der sogenannte „muscle memory effect". Der Körper erinnert sich quasi daran, dass er schon mal mehr Muskulatur hatte und kann diese darum leichter wiederaufbauen. Diese Beschreibung ist natürlich sehr vereinfacht dargestellt. Auf Zellebene funktioniert dieser Prozess durch die Myonuclei, also die Zellkerne in der Muskulatur.

Wenn du Muskeln aufbaust, fusionieren Satellitenzellen mit deinem Muskel. Hierbei geht der Zellkern der Satellitenzelle in die Muskelzelle über. Auch wenn deine Muskulatur sich später wieder abbaut, bleiben die Zellkerne erhalten *(Bruusgaard et al., 2010)*. Je mehr Zellkerne ein Muskel enthält, desto mehr Muskelproteinsynthese (Aufbau von neuem Muskeleiweiß) kann er betreiben und desto schneller wächst er wieder. Darum baust du schneller wieder Muskeln auf, wenn du früher schon mal mehr Muskulatur hattest *(Egner et al., 2013)*.

Du nutzt anabole Steroide.

Hormone können den Körper nicht nur dazu bringen mehr Fett zu verbrennen, Substanzen wie Testosteron erhöhen auch die Anzahl der Myonuclei in der Muskulatur. Ich rate jedoch strikt von Steroiden ab, da diese extreme Nebenwirkungen haben und sogar zum Tod führen können *(Payne et al., 2004; Montisci et al., 2012; Frati et al., 2015)*.

Generell ist es also möglich, gleichzeitig Muskulatur aufzubauen und Körperfett zu verlieren. Um dies zu erreichen, solltest du dich in einer der 4 beschriebenen Ausgangssituationen befinden, schweres Krafttraining betreiben, viel Protein zu dir nehmen und dabei leicht unterkalorisch essen; also etwas weniger Kalorien aufnehmen als dein Körper verbraucht. Die besten Muskelzuwächse wirst du jedoch dann verzeichnen, wenn du nicht gleichzeitig versuchst abzunehmen.

KRAFTAUFBAU

Eventuell trainierst du auch, um stärker zu werden. Neben Sportarten für den reinen Kraftaufbau, entstehen auch immer mehr Mischformen. „Powerbuilding" wird es z.B. genannt, wenn man Powerlifting und Bodybuilding kombiniert. Auch wenn es in diesem Buch primär um das Training für den Muskelaufbau geht, ist es trotzdem auch wichtig stärker zu werden. Denn nur wenn du stärker wirst, wirst du langfristig auch mehr Muskulatur aufbauen können. Wie diese beiden Faktoren in Bezug zueinander stehen, wird später noch im Detail erklärt. Jetzt möchte ich dir erst einmal eine realistische Einschätzung für deine Kraftentwicklung an die Hand geben.

Auch die Kraftentwicklung ist natürlich individuell und wird von verschiedenen Faktoren beeinflusst.

Faktoren für die Kraftentwicklung:

- Genetik
- Geschlecht
- intermuskuläre Koordination
- intramuskuläre Koordination
- Muskelfaserverteilung
- Trainingstechnik
- Trainingszeit

Eine optimale Trainingstechnik vorausgesetzt, kannst du dich bei den Grundübungen (Kniebeugen, Kreuzheben, Bankdrücken) an den Werten aus der folgenden Tabelle orientieren.

Trainingsjahre	Potenzielle Kraftsteigerung pro Jahr	Potenzielle Kraftsteigerung pro Monat
1	40 - 48 kg	7 - 8 kg
2	24 - 32 kg	4 - 5 kg
3	12 - 16 kg	2 - 3 kg
4+	8 - 12 kg	1 - 2 kg

GESUNDHEITLICHE VORTEILE VON KRAFTTRAINING

Krafttraining hat eine Vielzahl von positiven Effekten auf den Körper. Allein deshalb sollte Krafttraining einen festen Platz in deinem Leben haben. Aktuell mag dein Fokus darauf liegen Muskeln aufzubauen und deine Leistung zu steigern, aber auch im Alter wirst du massiv davon profitieren *(Barry & Carson, 2004; Chodzko-Zajko et al., 2009)*. Du wirst dein Gewicht leichter halten, weniger Muskeln verlieren und weniger schnell Fett aufbauen. Außerdem erhältst du deine Kraft und Koordination. Gerade wenn es um Zivilisationskrankheiten geht, leiden viele Menschen bereits in der Mitte ihres Lebens unter großen Beschwerden. Durch regelmäßiges Krafttraining wird das Risiko an Zivilisationskrankheiten zu leiden stark reduziert. Natürlich spielen auch die Ernährung, das Stresslevel, der Lifestyle und andere Faktoren eine große Rolle.

Herzinfarkte und Schlaganfälle sind die Nummer-eins-Todesursache weltweit. Um das Risiko für diese Herz-Kreislauf-Erkrankungen zu senken, ist es wichtig keinen erhöhten Blutdruck und keinen erhöhten Cholesterinspiegel zu haben. Für beides sind sowohl die Ernährung als auch regelmäßiges Ausdauertraining wichtig. Dennoch hat auch Krafttraining einen positiven Einfluss auf den Blutdruck *(Anton et al., 1985; Kelley, 1985; Kelley & Kelley, 2000; Cornelissen & Fagard, 2005)* und auch der Cholesterinspiegel kann durch Krafttraining gesenkt werden *(Boyden et al., 1993)*. Regelmäßiges Krafttraining reduziert also das Risiko für Herz-Kreislauf-Erkrankungen, es sollte aber dennoch mit Ausdauertraining kombiniert werden *(Meka et al., 2008; Sharma, 2015; Venturelli et al., 2015)*.

Krafttraining senkt außerdem das Risiko für Diabetes mellitus Typ 2 und reguliert den Blutzuckerspiegel *(Bweir et al., 2009)*. Direkt nach dem Training können Kohlenhydrate sogar ohne Insulin in die Muskulatur transportiert werden *(Borghouts & Keizer, 2000)*. Zusätzlich verbessert Krafttraining die Insulinsensitivität der Zellen *(Black et al., 2010; Dubé et al., 2012)*.

Auch für die Knochendichte ist Kraftsport sehr wichtig, denn wir können unsere Knochenmasse nur bis etwa Ende 20 aufbauen. Anschließend kann die bestehende Knochenmasse zwar noch erhalten, aber kaum noch neue aufgebaut werden. Je mehr Knochenmasse wir also bereits in der Jugend aufbauen, desto geringer ist im Alter das Risiko an Knochenbrüchen oder Osteoporose zu leiden.

Ausdauertraining hat keinen Effekt auf die Knochendichte, da wir hohe Belastungen auf die Knochen brauchen, um sie zum Wachsen zu stimulieren. Genau darum steigert Krafttraining die Knochenmasse *(Almstedt et al., 2011)*. Natürlich spielt auch hierbei die Ernährung, insbesondere eine ausreichende Calcium- sowie Vitamin-D-Zufuhr, eine wichtige Rolle.

Vorteile von Krafttraining:

- leichteres Gewichtsmanagement
- mehr Kraft
- Senkung des Cholesterinspiegels
- stabilere Knochen
- Stressreduktion
- verbesserte Koordination
- verringertes Bluthochdruckrisiko
- verringertes Diabetesrisiko
- verringertes Risiko für Herz-Kreislauf-Erkrankungen

ANFÄNGER UND FORTGESCHRITTENE SPORTLER

Nicht nur deine Zielsetzung bestimmt wie du dein Training planen solltest, sondern auch deine Ausgangssituation. Je länger du bereits trainierst, desto fortgeschrittener bist du. Als Anfänger musst du dein Training anders gestalten als ein Profisportler. Darum werde ich immer wieder Spannbreiten angeben, in denen du dich je nach Trainingsstand einordnen kannst. Hierzu solltest du aber zuerst wissen, wo du gerade stehst. Ein guter Indikator ob du noch Anfänger bist oder schon als fortgeschrittener Sportler zählst ist deine Trainingszeit, also seit wie vielen Jahren du bereits trainierst. Natürlich gibt es noch weitere Parameter.

Die folgenden Parameter beeinflussen deinen Trainingsstand:

· Anzahl der Trainingseinheiten pro Woche
· Eigenengagement
· Trainingszeit
· Wahl der Übungen

Es gibt also keine ganz klare Trennung zwischen einem Anfänger und einem fortgeschrittenen Sportler. Vielmehr gehen die Phasen fließend ineinander über.

Da es sehr schwer ist alle individuellen Parameter miteinzubeziehen, solltest du versuchen dich anhand deiner Trainingszeit einzuschätzen. Die folgende Tabelle hilft dir dabei.

Kategorie	Trainingszeit in Jahren
Beginner	0 Jahre
Anfänger	bis 1 Jahr
Fortgeschrittener	bis 4 Jahre
Profi	ab 4 Jahren

TRAININGSWIRKSAMER REIZ

Damit du überhaupt Muskeln aufbaust, muss dein Training einen wirksamen Reiz setzen, wofür dein Trainingsgewicht hoch genug sein muss. Würdest du keinen hohen Widerstand benötigen, würden deine Beine allein vom alltäglichen Treppensteigen immer weiter wachsen. Das tun sie jedoch nicht, da der Widerstand beim Treppensteigen so gering für dich geworden ist, dass der Körper keine weitere Muskulatur dafür braucht. Er wird also nur dann Muskeln aufbauen, wenn er regelmäßig mit einem wirksamen Widerstand konfrontiert wird.

Du setzt einen trainingswirksamen Reiz, wenn dein gewähltes Gewicht mindestens 50 % deines One-Rep Max (1RM) entspricht *(Schoenfeld et al., 2016)*; also wenn du 50 % des Gewichtes benutzt, das du maximal für eine Wiederholung schaffst. Würdest du z.B. genau 100 kg für eine Wiederholung im Bankdrücken schaffen, wäre das dein Maximalgewicht. Du musst nun mindestens die Hälfte davon in deinen Trainingssätzen wählen, um einen wirksamen Reiz zu setzen. Dieser ist dann jedoch immer noch sehr gering. Der ideale Bereich für den Muskelaufbau liegt bei 65 - 90 % deines One-Rep Max.

Sowohl zu leicht, als auch zu schwer zu trainieren ist also suboptimal. Wie genau du dein Trainingsgewicht wählen solltest, wird im Kapitel „Intensität" noch genau erklärt.

Die folgende Tabelle veranschaulicht noch einmal welche Arten an Trainingsreizen es gibt.

Kategorie	Effekt
unterschwelliger Reiz	Dieser hat keinen Effekt.
gering überschwelliger Reiz	Dieser sorgt dafür, dass du das aktuelle Maß an Muskulatur erhältst.
überschwelliger Reiz	Dieser sorgt dafür, dass du Muskulatur aufbaust.
zu stark überschwelliger Reiz	Dieser sorgt für Übertraining.

SUPERKOMPENSATION

Das Prinzip der Superkompensation veranschaulicht wie sich ein Muskel an einen Trainingsreiz anpasst. Hierbei wird der Anpassungsprozess in die folgenden vier Schritte eingeteilt:

- die Homöostase
- der trainingswirksame Reiz
- die Erholungsphase
- die Superkompensation

DIE HOMÖOSTASE

In der ersten Phase befindet sich der Körper noch in der Homöostase, also im Gleichgewicht. Der Stoffwechsel erhält alle Funktionen und dein Fitnesslevel bleibt gleich.

DER TRAININGSWIRKSAME REIZ

Nun erfolgt das Krafttraining, du setzt einen trainingswirksamen Reiz und störst somit das Gleichgewicht des Körpers. In der Muskulatur entstehen Mikrotraumata, also kleine Risse auf Zellebene. Wenn diese sich sehr stark anhäufen, spürst du sie auch als Muskelkater. Unmittelbar nach dem Training bist du noch nicht leistungsfähiger als vorher; im Gegenteil: Durch die Schädigung der Muskulatur und die Entleerung der Energiespeicher nimmt deine Leistungsfähigkeit sogar erst einmal ab.

DIE ERHOLUNGSPHASE

In der Erholungsphase werden die entstandenen Zellschäden wieder repariert. Satellitenzellen fusionieren mit der Muskulatur und regen die

Proteinsynthese an. Du hast nun wieder deine normale Leistungsfähigkeit erreicht.

DIE SUPERKOMPENSATION

Erst in dieser Phase steigert sich deine Leistungsfähigkeit. Wenn die Homöostase regelmäßig aus dem Gleichgewicht gebracht wird, möchte der Körper sich vor dieser Belastung schützen. Um also bei der nächsten Trainingsbelastung nicht erneut Mikrotraumata zu erleiden, repariert er deine Muskulatur nicht nur, er baut auch neue Muskeln auf und verdickt deine Muskelfasern.

Theoretisch gäbe es noch eine fünfte Phase und zwar den „Rückgang". Wenn du nach der Superkompensation nicht mehr trainieren gehst, benötigt dein Körper die zusätzliche Muskulatur nicht mehr. Er bemerkt, dass sie viel Energie kostet, aber nicht notwendig ist, um die Homöostase aufrecht zu erhalten. Daher würde er sie mit der Zeit wieder abbauen.

Gehst du jedoch zu früh wieder ins Training, hat der Muskel nicht genug Zeit für die Superkompensation gehabt. Er befindet sich noch im Regenerationsprozess und wird erneut beschädigt. Hierdurch entsteht eine Abwärtsspirale, die im schlimmsten Fall sogar dafür sorgen könnte, dass du Muskulatur verlierst, weil du zu viel trainierst.

Du musst also den richtigen Zeitpunkt für das Training wählen, damit dein Körper genügend Zeit für die Superkompensation hat und dennoch häufig genug stimuliert wird, um weiterhin neue Muskulatur aufzubauen.

Damit du dauerhaft Fortschritte machst, muss das Trainingsgewicht natürlich regelmäßig gesteigert werden. Mit jedem Training superkompensiert deine Muskulatur weiter, so lang bis dein aktuelles Trainingsgewicht den Körper nicht mehr aus dem Gleichgewicht bringt. Wenn du dich im Training nicht steigerst, wird der Fortschritt also immer kleiner, bis er schließlich ganz zum Erliegen kommt. Darum ist das Prinzip der Progression essenziell für deine Trainingsfortschritte.

PROGRESSION

Um Muskeln aufzubauen, brauchst du einen trainingswirksamen Reiz. Wenn du das Gewicht nicht erhöhst, baust du also so lange Muskeln auf, bis das aktuelle Gewicht nur noch einen unterschwelligen Reiz darstellt. Damit du dauerhaft Fortschritte machst, musst du also stetig das Gewicht erhöhen, da du nur so sicherstellst, dass der Reiz immer überschwellig bleibt. Dieses Grundprinzip ist sehr wichtig. Es gibt viele Sportler, die jahrelang ins Fitnessstudio gehen und bei jedem Workout genau die gleichen Übungen mit den gleichen Gewichten absolvieren. Diese Sportler machen zu Beginn noch Fortschritte, stagnieren dann jedoch und sehen auch nach vielen Trainingsjahren immer noch gleich aus. Damit dir das nicht passiert, sollte es dein Ziel sein dich progressiv zu steigern.

Es gibt eine griechische Legende, die dieses Prinzip sehr schön illustriert. Hierin trägt ein Mann jeden Tag ein junges Kalb. Das Kalb wird älter und wächst jeden Tag ein klein wenig. Dadurch wird es jeden Tag etwas schwerer und der Mann wird von Tag zu Tag stärker.

Natürlich schaffst du es beim Training nicht in jedem Workout das Trainingsgewicht zu erhöhen, da der Körper Zeit braucht, um Fortschritte zu machen. Aber du verbesserst dich ja nicht nur über eine Erhöhung des Trainingsgewichts. Es gibt noch viele weitere Faktoren, die für eine Leistungssteigerung sorgen können.

Folgende Möglichkeiten gibt es, um Progression im Training zu erreichen:

- größerer Bewegungsumfang
- geringere Bewegungsgeschwindigkeit
- kürzere Satzpausen
- mehr Wiederholungen
- mehr Sätze

- mehr Gewicht
- mehr Trainingseinheiten
- mehr Übungen pro Einheit

Dein Ziel sollte es zwar sein dich von Training zu Training zu steigern, das bedeutet jedoch nicht, dass du in jedem Training das Gewicht erhöhen musst. Als Anfänger geht dies tatsächlich oft noch, aber als fortgeschrittener Sportler kann man die Gewichte meist nur noch alle paar Wochen erhöhen. Die folgende Tabelle zeigt wie schnell du dich steigern kannst.

Trainingsstand	Fortschritte
Absoluter Beginner	Steigerung in jeder Trainingseinheit
Anfänger	Steigerung von Woche zu Woche
Fortgeschrittener	Steigerung von Monat zu Monat
Profi	Steigerung alle paar Monate

Je nach Trainingsstand wirst du also sehr schnell Fortschritte machen oder mehr Geduld aufbringen müssen. Ich rate dir ein Trainingstagebuch zu führen, in dem du für jedes Training deine absolvierten Trainingssätze, Wiederholungszahlen pro Satz und das genutzte Gewicht notierst. So siehst du nicht nur wann du dich steigern kannst, sondern kannst auch einen Blick in die Vergangenheit werfen, um zu sehen welche Fortschritte du auf lange Sicht bereits gemacht hast.

Du wirst die besten Ergebnisse sehen, wenn du dich langsam steigerst. Versuche also beispielsweise beim Bankdrücken nicht gleich von 6 Wiederholungen mit 90 kg auf 6 Wiederholungen mit 100 kg zu erhöhen. Erhöhe stattdessen von Training zu Training zunächst die Wiederholungszahl in deinen Sätzen, bis du z.B. 10 Wiederholungen mit 90 kg schaffst. Anschließend erhöhst du das Trainingsgewicht auf 92,5 kg. Schaffst du erneut 10 Wiederholungen, erhöhst du das Gewicht im nächsten Training auf 95 kg. Schaffst du mit 92,5 kg jedoch keine 10 Wiederholungen mehr, steigerst du im nächsten Training zuerst die Wiederholungszahl und erst dann wieder das Gewicht. Die 10 Wiederholungen sind hierbei keine feste Regel, sondern lediglich ein Beispiel. Wie viele Wiederholungen sinnvoll sind, wird später noch genau erklärt.

HEBEL UND GELENKE

Unsere Körper sind alle unterschiedlich: Der eine hat längere Unterarme, der andere längere Oberarme. Der eine hat einen kurzen Oberkörper, der andere hat einen langen Oberkörper und so weiter. Je nachdem wie dein Körper geschaffen ist und wie du eine Übung ausführst, kannst du sie dir schwerer oder leichter machen. Auch die Belastung auf die Gelenke kannst du durch kleine Änderungen in der Bewegung oder der Körperhaltung erhöhen oder reduzieren. Sicher erinnerst du dich noch an folgendes Prinzip aus dem Physikunterricht: „Je größer der Hebelarm ist, desto größer wird auch die Last." Nimmst du einen Besenstiel an einem Ende in die Hand und befestigst eine 5-kg-Scheibe direkt über deiner Hand, kannst du den Stab problemlos bewegen. Befestigst du die 5-kg-Scheibe jedoch auf der anderen Seite des Besenstiels, kannst du ihn kaum noch in die Luft heben. Die 5-kg-Scheibe wiegt immer noch 5 kg, aber der Lastarm hat sich verlängert. Im Training ist der Hebelarm in der Regel natürlich nicht ganz so lang. Da man jedoch bei den meisten Übungen mehr als 5 kg benutzt, können auch schon wenige Zentimeter spürbare Auswirkungen haben. Wenn du Fliegende mit Kurzhanteln auf der Flachbank ausführst, macht es also einen großen Unterschied für die Brust, ob du die Arme stark angewinkelt hast und somit enger am Körper entlang führst oder ob du die Arme gestreckt hältst. Dies macht auch deutlich wie wichtig eine korrekte Übungsausführung für deine Gelenke ist. Führst du die Stange beim Kreuzheben nicht direkt an deinen Schienbeinen vorbei, sondern 2,5 cm von ihnen entfernt, steigt die Belastung auf den unteren Rücken bereits um 15 %. Das ist auch der Grund, warum sich viele Sportler über die Schaumstoffrolle lustig machen, die man bei den Kniebeugen um die Langhantelstange wickeln kann, um den Druck auf den Nacken zu verringern. Denn auch wenn die Last sich dadurch etwas angenehmer anfühlt, entfernt man die Langhantel um ein paar Zentimeter vom Körperschwerpunkt und erzeugt somit einen ungünstigen Hebelarm. Die Langhantelstange wird von der Erdanziehungskraft immer senkrecht zum Boden gezogen. Achte also darauf möglichst effizient zu trainieren und deine Gelenke zu schonen.

MUSKELFASERN

Ein einzelner Muskel setzt sich aus vielen Muskelfaserbündeln zusammen, die wiederum aus vielen einzelnen Muskelfasern bestehen. Eine Muskelfaser besteht zu etwa 75 % aus Wasser, zu 20 % aus Proteinen und zu 5 % aus Fetten, Glykogen, stickstoffhaltigen Substanzen und Ionen.

Wir unterscheiden zwei Hauptarten von Muskelfasern:

- Typ-1-Fasern
- Typ-2-Fasern

Typ-1-Fasern sind die sogenannten „Slow Twitch Fibers", was auf Deutsch „langsam zuckende Fasern" bedeutet. Sie werden oft auch als rote Muskelfasern bezeichnet, weil sie einen höheren Anteil an Myoglobin enthalten, der sie rot färbt. Myoglobin ist ein Protein, das Sauerstoff bindet und sogar eine höhere Affinität zu diesem als Hämoglobin hat. Außerdem weisen Typ-1-Fasern recht große Glykogenspeicher auf. Typ-1-Fasern sind für lange, ausdauernde Belastungen mit geringer Intensität prädestiniert und kommen daher vorwiegend in Muskeln mit stützmotorischer Funktion vor.

Typ-2-Fasern, oder auch „Fast Twitch Fibers" genannt, sind schnell zuckende Muskelfasern. Sie ermüden schneller als Typ-1-Fasern und befinden sich deshalb überwiegend in Muskeln mit zielmotorischer Funktion. Sie sind zu einer großen Kraftentwicklung fähig und eher für kurze, schnellkräftige Belastungen mit einer hohen Intensität geeignet. Außerdem haben Typ-2-Fasern ein größeres Hypertrophie-Potenzial.

Die meisten unserer Muskeln enthalten sowohl Typ-1- als auch Typ-2-Muskelfasern, in verschiedenen Verhältnissen. Wie viele Typ-2-Fasern man hat ist genetisch bestimmt und beeinflusst wie viel Gesamtmuskulatur man aufbauen kann. Während Typ-2-Fasern durch Ausdauertraining zu Typ-1-Fasern werden können, kann man aus Typ-1-Fasern auch durch Krafttraining keine Typ-2-Fasern machen.

Typ-2-Fasern lassen sich in die folgenden drei Subtypen unterteilen:

- Typ-2a-Fasern
- Typ-2b-Fasern
- Typ-2x-Fasern

Typ-2a-Fasern können maximal 30 Minuten lang arbeiten. Sie enthalten sowohl Myoglobin als auch Mitochondrien, weshalb sie eine hellrote Färbung annehmen. Sie ermüden etwas weniger schnell als Typ-2b- oder Typ-2x-Fasern. Typ-2b- und Typ-2x-Fasern sind sich vom chemischen Aufbau her sehr ähnlich, weshalb sie oft nicht getrennt voneinander aufgeführt werden.

Typ-2x-Fasern kontrahieren am schnellsten und kräftigsten, enthalten wenig Myoglobin und sehr wenige Mitochondrien, woher auch ihre weiße Färbung stammt.

Auch wenn die weißen Muskelfasern ein höheres Wachstumspotenzial aufweisen, solltest du beide Fasertypen stimulieren, um ideale Ergebnisse zu erzielen. Während die weißen Muskelfasern eher durch weniger Wiederholungen mit höheren Gewichten zum Wachsen angeregt werden, sprechen die roten Muskelfasern eher auf höhere Wiederholungszahlen an. Da die meisten Muskeln aus beiden Muskelfasertypen bestehen, macht es Sinn die Wiederholungsbereiche zu variieren.

TRAININGSUNTERSCHIEDE ZWISCHEN MÄNNERN UND FRAUEN

Auch wenn Männer und Frauen einige Unterschiede im Hormonhaushalt aufweisen, sind ihre Körper grundlegend sehr ähnlich. Die Muskeln arbeiten auf die gleiche Weise, weswegen die beide Geschlechter auch im Training fast gleich vorgehen sollten. Der Mythos, dass Frauen primär Ausdauertraining betreiben oder im Krafttraining nur mit hohen Wiederholungszahlen arbeiten sollen ist schon lange widerlegt. Um Muskeln aufzubauen, müssen Frauen genauso schweres Krafttraining absolvieren wie Männer. Auch die Sorge dadurch zu breit oder zu „männlich" auszusehen ist unbegründet. Trainierte Frauen haben einen straffen Körper und prägen ihre weiblichen Rundungen stärker aus anstatt zu vermännlichen. Das liegt zum einen daran, dass sie nicht ganz so viele Muskeln aufbauen können wie Männer *(Walts et al., 2008)* und zum anderen daran, dass sie meist mehr Kraft und Muskeln im Unterkörper als im Oberkörper aufbauen können *(Bishop et al., 1987; Miller et al., 1993)*.

Dass Männer mehr und schneller Muskeln aufbauen können liegt hauptsächlich an ihrem höheren Testosteronspiegel *(Griggs et al., 1985; Bhasin et., 2001)*, aber auch daran, dass Frauen meist mehr rote Muskelfasern besitzen, die nicht so stark hypertrophieren können. Männer haben zwar etwa 15-mal mehr Testosteron als Frauen, dafür haben Frauen aber ca. 9-mal so viel Östrogen wie Männer. Und auch das hat einen Vorteil: Zwar wird das Muskelwachstum durch Östrogen nicht gefördert, dafür aber die Regeneration *(Velders & Diel, 2013; Hunter, 2014)*. Es gibt jedoch noch weitere Faktoren, die dafür sorgen, dass Frauen im Training nicht so schnell ermüden wie Männer. Dazu zählen muskuläre Unterschiede, der Hormonhaushalt, das Nervensystem und eine bessere Durchblutung *(Hunter, 2014)*. Dadurch können Frauen meist etwas mehr Trainingsvolumen und etwas kürzere Pausenzeiten zwischen den Sätzen tolerieren.

Bis auf diese kleinen Unterschiede sollte sich das Krafttraining von Männern und Frauen jedoch nicht stark unterscheiden.

2. DAS AUFWÄRMEN

Jede Trainingseinheit besteht aus zwei Phasen: dem Aufwärmen und dem eigentlichen Krafttraining. Du solltest also nicht direkt mit den verschiedenen Übungen beginnen, sondern deinen Körper zuerst auf die bevorstehende Belastung vorbereiten. Dies ist nicht nur wichtig, um im eigentlichen Training leistungsfähiger zu sein, sondern vor allem um das Verletzungsrisiko zu minimieren.

Ein gutes Warm-up besteht aus den folgenden drei Arten des Aufwärmens:

- allgemeines Aufwärmen
- Mobility
- spezifisches Aufwärmen

Diese drei Arten des Aufwärmens sollten idealerweise genau in dieser Reihenfolge durchgeführt werden.

ALLGEMEINES AUFWÄRMEN

Das allgemeine Aufwärmen besteht aus einem lockeren, etwa 15-minütigen Ausdauertraining *(Barosso et al., 2013)*. Ideal hierfür eignen sich Laufen oder Fahrradfahren. Wichtig ist, dass es wirklich nur ganz locker und nicht länger als 15 Minuten durchgeführt wird. Es ist nicht Sinn der Sache sich mit einer langen Ausdauersession zu ermüden. Vielmehr soll die Körpertemperatur leicht erhöht und der Kreislauf aktiviert werden. Durch die Erhöhung der Körpertemperatur steigt die Elastizität von Bändern, Sehnen und Muskeln und das Verletzungsrisiko sinkt *(Fradkin et al., 2006)*.

Folgende Faktoren beeinflussen wie lange das allgemeine Aufwärmen dauern sollte:

- Alter
- Außentemperatur
- körperliches Befinden
- Tageszeit

Wenn du also sehr müde bist und es draußen kalt ist, solltest du etwas mehr Fokus auf das allgemeine Aufwärmen legen. Fühlst du dich fit und aktiv und trainierst bei warmen Temperaturen, kannst du das allgemeine Aufwärmen sehr kurz halten oder sogar ganz ausfallen lassen. Häufig sieht man Bodybuilder, die ihre Körpertemperatur durch Thermokleidung und dicke Pullover weiter in die Höhe treiben. Das ist jedoch kontraproduktiv. Der Körper beginnt bei Anstrengung nicht ohne Grund zu schwitzen, denn er versucht die Körpertemperatur damit herunter zu kühlen. Du sollst also lediglich auf „Betriebstemperatur" kommen, jedoch nicht überhitzen.

MOBILITY

Die Mobilisierung soll sowohl deine Muskeln geschmeidig werden lassen, als auch deine Gelenke auf die Belastung vorbereiten. Neben der Verletzungsprävention können durch die Mobilisation dieser Strukturen aber auch deine Trainingsleistung und deine Übungsausführung optimiert werden *(Fradkin et al., 2010)*. Daher sollten zusätzlich zu leichten Dehnungen spezielle Mobilisationsübungen durchgeführt werden, die auf eben die Übungen angepasst sind, die im Anschluss trainiert werden und auch die involvierten Gelenke aufwärmen und mobilisieren.

Viele Sportler nutzen Faszienrollen, um ihr Bindegewebe geschmeidig zu machen und somit beweglicher zu werden. Faszien sind Bindegewebsstrukturen, die wie eine Hülle um jeden Muskel liegen. Sie geben dem Muskel ihre Form und unterstützen ihn auch bei der Kontraktion. Wenn diese Faszien sich zusammenziehen oder mit dem Muskel „verkleben", wird die Beweglichkeit eingeschränkt.

Einige Sportler hoffen auch darauf, die Regenerationszeit nach dem Training durch die Faszienmassage vor dem Training verkürzen zu können, was gemäß einer jüngsten Studie jedoch nicht zu funktionieren scheint. *(D'Amico & Gillis, 2017).* Eventuell wurde aber auch kein Unterschied festgestellt, da sowohl die Gruppe mit der Faszienrolle, als auch die Kontrollgruppe ohne Rolle ein kurzes Warm-up durchgeführt haben. Eventuell ist es also besser eine Faszienrolle zu benutzen als gar kein Warm-up zu betreiben, als Ergänzung zu einem anderen Warm-up zeigt die Faszienrolle dann aber keine weiteren positiven Effekte. Es wurde zwar eine leichte Verbesserung der Regeneration festgestellt, wenn die Faszienmassage nach dem Training erfolgte, diese Ergebnisse beruhen jedoch nur auf der Auswertung von persönlichen Einschätzungen *(Macdonald et al., 2014; Rey et al., 2017).*

Dennoch kann es Sinn machen die Faszienrolle vor dem Training einzusetzen, da hierdurch die Beweglichkeit kurzfristig verbessert werden kann *(Cheatham et al., 2015),* was die Verletzungsgefahr reduziert und die Bewegungsamplitude im Training erhöht. Aber auch hierbei scheint der Foamroller keine Wunderwaffe oder effektiver als klassisches Dehnen zu sein *(Vigotsky et al., 2015).* Während dynamisches Dehnen vor dem Training durchgeführt werden kann, sollte auf statisches Dehnen an dieser Stelle eher verzichtet werden *(Behm & Chaouachi, 2011).* Das macht einmal mehr deutlich, dass es nicht Sinn der Sache ist den ganzen Körper auszurollen, nur um ihn auszurollen. Vielmehr sollten gezielt die Punkte bearbeitet werden, an denen individueller Bedarf besteht. Die Mobility-Übungen bleiben also die wichtigere Komponente, während Faszienrollen lediglich eine Ergänzung darstellen sollten.

SPEZIFISCHES AUFWÄRMEN

Das spezifische Aufwärmen konzentriert sich genau auf die Muskelgruppen, die im Anschluss trainiert werden sollen. Der Muskel soll durchblutet und an die Gewichtsbelastung herangeführt werden. Dafür absolvierst du einige sogenannte Aufwärmsätze.

Statt also direkt mit 100 kg Kniebeugen zu absolvieren, solltest du wie folgt vorgehen:

1 Satz nur mit der Langhantel (15 Wiederholungen)
30 Sekunden Pause
1 Satz mit 40 kg (10 Wiederholungen)
1 Minute Pause
1 Satz mit 60 kg (5 Wiederholungen)
1 Minute Pause
1 Satz mit 80 kg (3 Wiederholungen)
2 Minuten Pause
anschließend absolvierst du deine Arbeitssätze

Das Aufwärmen sollte also immer locker gestaltet werden und keine Vorermüdung erzeugen. Du steigerst von Satz zu Satz das Gewicht, reduzierst dafür aber die Wiederholungszahl. So tastest du dich langsam an dein Arbeitsgewicht heran ohne Leistungseinbußen zu erleben. Anschließend wird die eigentliche Übung absolviert. Während das allgemeine Aufwärmen und die Mobility-Übungen nur ganz zu Beginn des Trainings durchgeführt werden, steht das spezifische Aufwärmen bei jedem Übungswechsel erneut an. Wechselst du beispielsweise nach der Kniebeuge zur Beinpresse, beginnst du erneut mit leichteren Sätzen und steigerst das Gewicht von Satz zu Satz, bis du dein endgültiges Arbeitsgewicht erreicht hast.

ZUSAMMENFASSUNG VON KAPITEL 2

Das Aufwärmen ist sehr wichtig, um die Leistungsfähigkeit zu maximieren, die Trainingstechnik zu optimieren und Verletzungen vorzubeugen. Das Aufwärmen besteht hierbei aus drei Teilen, die immer in der angegebenen Reihenfolge durchgeführt werden sollten:

- allgemeines Aufwärmen
- Mobility
- spezifisches Aufwärmen

Allgemeines Aufwärmen:

Es besteht aus ca. 15 Minuten leichtem Ausdauertraining. Die genaue Länge und Notwendigkeit werden von folgenden Faktoren beeinflusst:

- Alter
- Außentemperatur
- körperliches Befinden
- Tageszeit

Mobility:

Am sinnvollsten ist es trainingsspezifische Mobility-Übungen durchzuführen, um die Gelenke aufzuwärmen und zu mobilisieren. Ein Foamroller ist hierbei nicht effektiver als klassische Mobility-Übungen und verbessert auch die Regenerationszeit nicht maßgeblich.

Spezifisches Aufwärmen:

Dieses konzentriert sich explizit auf die im Training beanspruchte Muskelgruppe und besteht aus einigen Sätzen der einzelnen Übung mit leichten Gewichten. Hierbei wird das Gewicht von Satz zu Satz gesteigert, bis das eigentliche Arbeitsgewicht erreicht ist. Um keine Ermüdung zu erzeugen, werden die Wiederholungen dabei von Satz zu Satz reduziert.

3. DIE WICHTIGSTEN STELLSCHRAUBEN

Es gibt viele Faktoren, die dein Training optimieren können. Die folgenden vier sind jedoch die absoluten Grundsteine und deutlich wichtiger als die kleineren Stellschrauben, mit denen nur ein paar Prozentpunkte mehr herausgeholt werden können. Optimiere also zuerst die folgenden vier Stellschrauben und kümmere dich erst danach um weitere Trainingsparameter *(Wernbom et al., 2007)*. Die Intensität, das Volumen und der Workload sind hierbei die wichtigsten. Anschließend sollte auch noch die Trainingsfrequenz optimiert werden. Ähnlich wie bei der Ernährung, bei der wichtiger ist was und wie viel und nicht wann genau gegessen wird, ist es auch beim Training ausschlaggebender was und wie viel trainiert wird und nicht wie die Trainingsaufteilung einer Woche aussieht. Alle vier Parameter beeinflussen sich aber sehr stark gegenseitig, sodass man ein ideales Zusammenspiel finden muss.

INTENSITÄT

Viele Menschen denken die Intensität gäbe an wie anstrengend ein Training war. Das stimmt jedoch nicht ganz. In der Trainingswissenschaft gibt die Intensität einfach nur an wie hoch das genutzte Trainingsgewicht war. Eine Intensität von 100 % wäre also ein Gewicht, welches man genau einmal bewegen kann. Dies wird dann auch „One-Repetition Maximum" (einmaliges Wiederholungsmaximum) genannt. Die Kurzform hierfür lautet „One-Rep Max" oder 1RM. Wenn du z.B. beim Bankdrücken 100 kg genau einmal drücken kannst, sind das 100 % Intensität. Natürlich trainierst du nicht immer mit 100 %, wenn du also beispielsweise 70 % nutzen möchtest, musst du 70 kg nehmen. Wie bereits erklärt, muss das Gewicht im Training mindestens 50 % deines 1RM entsprechen, um einen trainingswirksamen Reiz zu setzen. Ideal ist eine Intensität im Bereich von 65 - 90 %. Je höher die genutzte Intensität ist, desto mehr Kraft baut man auch auf. Dementsprechend schafft man aber nur sehr wenige Wiederholungen pro Trainingssatz und ermüdet schneller. Ob du also 3 Sätze à 10 Wiederholungen mit 70 kg machst (insgesamt 2100 kg) oder 7 Sätze à 3 Wiederholungen mit 100 kg (insgesamt 2100 kg), macht für den Muskelaufbau keinen Unterschied. Bei vielen Sätzen mit weniger Wiederholungen baust du aber zusätzlich mehr Kraft auf *(Schoenfeld et al., 2014)*. Das klingt nun so, als sollte man immer möglichst schwer trainieren. Das stimmt jedoch nicht. Zum einen dauert das Training dann sehr lange, da man stärker ermüdet und darum längere Pause zwischen den einzelnen Sätzen benötigt. Zum anderen ermüdet man oft so stark, dass man im Training insgesamt weniger Gewicht bewegt. Auch wenn eine hohe Intensität mehr Kraft aufbaut, ist die insgesamt bewegte Gesamtlast für den Muskelaufbau entscheidender. Statt also eine Wiederholung mit 100 kg und somit 100 % Intensität zu absolvieren, wäre es sinnvoller z.B. 5 Wiederholungen mit 85 kg und somit 85 % Intensität auszuführen. Hierbei baut man immer noch viel Kraft auf, hat aber insgesamt 425 kg bewegt und nicht nur 100 kg. Das kann man natürlich nicht nur pro Satz oder Übung ausrechnen, sondern auch für das gesamte Trainingspensum. Die folgende Tabelle listet auf, wie viele Wiederholungen du mit der angegebenen Intensität in etwa schaffen solltest.

Belastungsintensität in % der Maximalkraft	Zu realisierende Wiederholungszahl
100	1
95	2
90	3 – 4

85	5 – 6
80	7 – 8
75	9 – 10
70	11 – 13
65	14 – 16
60	17 – 20
55	21 – 24

Je höher die Intensität ist, desto mehr Kraft baut man auf *(Schoenfeld et al., 2015)*. Gleichzeitig schafft man dadurch meist weniger Gesamtlast und regeneriert auch langsamer *(Helms et al., 2015)*, weshalb es länger dauert, bis man diesen Muskel wieder trainieren kann. Als Anfänger braucht man noch keine hohe Intensität, um den Muskelaufbau ideal zu stimulieren; ca. 60 % reichen hierbei aus. Als Fortgeschrittener muss man die Intensität jedoch weiter erhöhen, um noch einen wirksamen Trainingsreiz zu setzen *(Rhea et al., 2003)*.

VOLUMEN

Das Volumen gibt an, wie viele Sätze und Wiederholungen im Training absolviert werden. Hierbei werden nur die Arbeitssätze gezählt, auch wenn einige Aufwärmsätze eventuell schon in einem Intensitätsbereich von über 50 % liegen und somit schon einen leichten Trainingsreiz setzen. In diesem Fall werden dann schon nur noch sehr wenige Wiederholungen absolviert, sodass diese Aufwärmsätze bei der Berechnung des Volumens vernachlässigt werden können. Wenn du bei einer Übung also 3 Arbeitssätze à 10

Wiederholungen machst, trainierst du bei dieser Übung mit einem Volumen von 30 Wiederholungen. Auch hier kannst du das Volumen natürlich nicht nur für eine einzelne Übung, sondern auch für eine ganze Muskelgruppe ausrechnen. Viele Sportler rechnen zusätzlich das Gesamtvolumen einer ganzen Woche aus, um ihre Fortschritte genauer zu messen.

Das Volumen ist für den Muskelaufbau sehr wichtig, was jedoch nicht bedeutet, dass ein größeres Volumen unbedingt effektiver ist. Dein Körper muss das Volumen auch noch tolerieren und regenerieren können. Je höher die Intensität ist, desto geringer fällt meist das Volumen aus. Auch wenn du denselben Muskel sehr häufig pro Woche belastest, sollte das Volumen in den einzelnen Trainingseinheiten nicht zu hoch sein. Als Richtwert kannst du dich an 40 - 70 Wiederholungen pro Muskelgruppe pro Trainingseinheit orientieren *(Helms et al., 2015)*. Je fortgeschrittener du bist, desto mehr Volumen benötigst du und je seltener du einen Muskel trainierst, desto höher sollte das Volumen pro Training ausfallen. Du solltest dich daran orientieren ca. 80 - 210 Wiederholungen pro Muskelgruppe pro Woche zu absolvieren. Auch wenn es ideal ist jeden Muskel zwei- bis dreimal pro Woche zu stimulieren, ist das Gesamtvolumen wichtiger als die Aufteilung in einzelne Einheiten. Wenn du z.B. dreimal pro Woche trainierst, dabei in der ersten Einheit den Rücken trainierst, in der zweiten die Brust und in der dritten die Beine, musst du das gesamte Wochenvolumen pro Muskelgruppe in nur einer Trainingseinheit absolvieren. Wenn du jedoch dreimal pro Woche den gesamten Körper in Form eines Ganzkörpertrainings belastest, teilst du das Wochenvolumen dementsprechend auf die einzelnen Workouts auf.

WORKLOAD

Da die Intensität und das Volumen sich sehr stark gegenseitig beeinflussen, wird es in der Praxis oft schwer die Fortschritte zu messen. Darum nutzt man meist den sogenannten Workload, der sich aus der Kombination von Volumen und Intensität ergibt. Dazu multipliziert man die Anzahl der Sätze mit den Wiederholungen und dem Trainingsgewicht. Wenn du also 3 Sätze Bankdrücken à 10 Wiederholungen mit 100 kg Gewicht absolvierst, hast du einen Workload von 3000 kg. Auch hier kannst du den Workload für eine einzelne Übung, für eine ganze Muskelgruppe oder für die gesamte Trainingswoche ausrechnen, um deine Fortschritte zu messen. Wenn du z.B. in der letzten Woche 1800 kg für den Brustmuskel absolviert hast und in dieser Woche 1900 kg bewegt hast, weißt du, dass du dich gesteigert hast; und zwar auch ohne genau zu wissen, in welchem Satz du dich gesteigert hast und ohne berechnen zu müssen, ob die Steigerung durch eine Erhöhung der Intensität oder des Volumens erreicht wurde.

Du wirst schnell feststellen, dass man den Workload leichter steigern kann, indem man die Frequenz oder das Volumen anhebt. Das heißt aber nicht, dass es keinen Sinn macht auch die Intensität zu steigern. Zum einen muss man den Workload auch regenerieren können, zum anderen muss man als fortgeschrittener Sportler ohnehin eine höhere Intensität nutzen, um einen trainingswirksamen Reiz zu setzen. Außerdem kann man langfristig einen größeren Workload absolvieren, wenn man stärker ist und Kraft bildet sich am besten durch eine hohe Intensität aus.

Auch für den Muskelaufbau ist eine hohe Intensität sehr wichtig, da sie die größte mechanische Last erzeugt. Auch wenn das Trainingsvolumen oft als wichtigster Erfolgsfaktor dargestellt wird, sollte die Intensität also auf keinen Fall vernachlässigt werden *(Burd et al., 2010; Mangine et al., 2015)*. Um beides ideal auszureizen, gibt es verschiedene Möglichkeiten der Periodisierung, die in einem späteren Kapitel noch genauer erklärt werden.

FREQUENZ

Die Frequenz gibt an, wie häufig ein Muskel pro Woche belastet wird, also wie häufig du ihn trainierst.

Die klassischen Aufteilungsmöglichkeiten hierbei sind:

- Ganzkörpertraining
- Oberkörper-Unterkörper-Training
- Push-Pull-Beine-Split

Beim Ganzkörpertraining wird in der Regel ein- bis dreimal pro Woche trainiert, wobei in jedem Workout der gesamte Körper belastet wird. Beim Oberkörper-Unterkörper-Training wird viermal pro Woche trainiert: zweimal der Oberkörper und zweimal der Unterkörper. Beim Push-Pull-Beine-Split wird dreimal pro Woche trainiert: einmal wird die Brust trainiert, einmal der Rücken und einmal die Beine. Hier gibt es jedoch verschiedene Variationen. Manche Sportler trainieren auch jeden Muskel einzeln, aber zweimal pro Woche. Dafür müssen sie dann sechs Tage pro Woche ins Fitnessstudio gehen. Eine andere Erweiterung besteht darin, nach den drei Haupttrainingstagen noch einen vierten oder fünften Tag für die Schwachstellen einzubauen. Dies wird meist von Bodybuildern genutzt, um gezielt ihre schwächeren Muskeln aufzubauen. Sie trainieren dann an einem zusätzlichen Tag die Arme oder Schultern oder teilen das Beintraining in vorderes und hinteres Beintraining auf. Bei einem zusätzlichen Tag spricht man von einem 4er-Split, werden zwei Tage zusätzlich absolviert entsprechend von einem 5er-Split.

Bei der Planung der Trainingsfrequenz müssen also verschiedene Parameter berücksichtigt werden. Natürlich ist es dabei wichtig zu beachten, welcher Trainingssplit dir am meisten Spaß macht und welchen du zeitlich auch umsetzen kannst. Dennoch sollen deine Fortschritte nicht darunter leiden. In der Praxis hat sich gezeigt, dass es optimal ist, jeden Muskel zwei- bis dreimal pro Woche zu trainieren *(McLester et al., 2000; Schoenfeld et al., 2016)*. Dies liegt daran, dass die Muskelproteinsynthese, also der Aufbau von Muskeleiweiß, bei naturalen Sportlern nur für 24 -

48 Stunden nach dem Training erhöht ist *(MacDougall et al., 1995; Tipton & Wolfe, 2001)*. Wie du im Kapitel zur Superkompensation bereits gelernt hast, entstehen während des Trainings kleine Schäden in der Muskulatur, die während der Regenerationsphase repariert werden, worauf anschließend neue Muskulatur aufgebaut wird. Nach ein bis zwei Tagen ist dieser Prozess jedoch abgeschlossen. Setzt du nun keinen neuen Trainingsreiz, verschenkst du Potenzial. Wenn du einen Muskel also nur einmal pro Woche trainierst, holst du nicht die besten Ergebnisse heraus *(Schoenfeld et al., 2015)*.

Trotz der wissenschaftlich recht eindeutigen Lage trainieren viele Sportler nach einem 3er-, 4er- oder 5er-Split. Das hat verschiedene Gründe. Zum einen macht es vielen einfach Spaß, einen Muskel bis zur kompletten Erschöpfung zu trainieren und den starken Pump zu spüren, der dabei entsteht. Zum anderen haben diese Splits, gerade für sehr erfahrene Bodybuilder, durchaus Vorteile, da sie viel Raum bieten, um Schwachstellen gezielt zu trainieren. Wenn in nur einem Training der gesamte Körper trainiert werden muss, kann man kleineren Muskeln meist nicht genug Aufmerksamkeit widmen. Außerdem relativiert das Trainingsvolumen die Frequenz ein Stück weit. Viele Sportler, die einen 3er-Split und keinen Ganzkörperplan nutzen haben dennoch ein höheres Volumen pro Muskelgruppe, da sie diese zwar an nur einem Tag trainieren, dafür aber sehr viele Übungen und Sätze absolvieren. Es ist also immer noch effektiver, nur einen Trainingstag pro Woche für die Brust durchzuführen, an dem 80 Wiederholungen gemacht werden, als zwei Brusttrainingseinheiten pro Woche zu absolvieren, die jeweils nur 30 Wiederholungen pro Tag beinhalten. Wenn du aber an beiden Tagen 40 Wiederholungen schaffst und somit das gleiche Volumen von 80 Wiederholungen pro Woche erreichst, ist es effektiver die 80 Wiederholungen genau so auf diese zwei Tage aufzuteilen. Viele Sportler trainieren ihre Muskeln aber auch bei einem 3er-Split häufiger als einmal pro Woche, manchmal ohne es zu merken. Die Trainingseinheiten werden zwar in Brust-, Rücken- und Beintraining unterteilt, aber viele Übungen belasten mehrere Muskelgruppen gleichzeitig. So wird durch gestrecktes Kreuzheben am Beintag auch der Rücken belastet, durch die Fliegenden am Brusttag auch der Bizeps, usw. Wenn du also primär komplexe Übungen in deinem Training nutzt, werden bestimmte Muskeln automatisch häufiger belastet.

ZUSAMMENFASSUNG VON KAPITEL 3

Die vier wichtigsten Trainingsparameter sind:

- Intensität = Höhe des Trainingsgewichtes
- Volumen = Trainingssätze x Wiederholungszahl
- Workload = Trainingssätze x Wiederholungszahl x Trainingsgewicht
- Frequenz = Trainingshäufigkeit der einzelnen Muskelgruppen pro Woche

Alle vier Faktoren beeinflussen sich stark gegenseitig. Dennoch gibt es ungefähre Richtwerte für die einzelnen Parameter.

Intensität:

- Sollte bei 65 - 90 % des One-Rep Max liegen.
- Je fortgeschrittener ein Sportler ist, desto höher muss die Intensität seines Trainings sein.
- Je höher die Intensität, desto mehr Kraft wird aufgebaut.
- Je höher die Intensität, desto länger die Regenerationszeit.
- Je höher die Intensität, desto größer die mechanische Last.
- Je höher die Intensität, desto geringer das Volumen.

Volumen:

- Das Volumen sollte bei 40 – 70 Wiederholungen pro Training pro Muskelgruppe liegen.
- Das Volumen sollte bei 80 – 210 Wiederholungen pro Woche pro Muskelgruppe liegen.
- Je höher das Volumen, desto geringer die Intensität.
- Je fortgeschrittener ein Sportler ist, desto mehr Volumen muss er absolvieren.

Workload:

- Sollte in der Praxis genutzt werden, um die Fortschritte in Intensität und Volumen leichter zu protokollieren.

Frequenz:

- Die gängigsten Trainingssplits sind: Ganzkörper-, Oberkörper-Unterkörper- und Push-Pull-Beine-Trainings.
- Die Muskelproteinsynthese ist nur für 24 – 48 Stunden nach dem Training aktiv.
- Jeder Muskel sollte zwei- bis dreimal pro Woche trainiert werden.
- Das Erreichen des nötigen Volumens pro Muskelgruppe ist wichtiger als die Aufteilung in einzelne Einheiten.
- Bei gleichem Volumen ist es aber effektiver das Volumen auf mehrere Tage aufzuteilen.
- Ein Ganzkörper- oder Oberkörper-Unterkörper-Training stellt somit die beste Option dar.

4. MUSKELAUFBAU

Die vier einflussreichsten Faktoren für eine erfolgreiche Trainingsplanung hast du nun kennengelernt. Nun möchte ich dir die drei wichtigsten Phänomene erklären, die deine Muskeln zum Wachsen bringen *(Schoenfeld, 2010)*:

- die mechanische Last
- der metabolische Stress
- Muskelschäden

Genau diese Faktoren kannst du über die Intensität und das Volumen deines Trainings gezielt steuern.

MECHANISCHE LAST

Eine mechanische Belastung, also das Einwirken von einem Gewicht auf einen Muskel, ist die Voraussetzung für den Muskelaufbau. Die mechanische Last ist also die wichtigste Größe für die Muskelhypertrophie *(Goldberg et al., 1975; Fry, 2004)*. Durch eine hohe mechanische Last werden die Wachstumsprozesse im Muskel überhaupt erst stimuliert. Es wird IGF-1 ausgeschüttet, Satellitenzellen docken an die Muskulatur an und fusionieren mit den Muskelzellen, um sie zu reparieren und der mTOR-Signalweg wird in Gang gesetzt *(Hornberger et al., 2006)*. mTOR ist ein Enzym, welches ein eigenes Phosphat an andere Proteine abgibt. Dadurch werden die anderen Proteine entweder aktiviert oder deaktiviert, was dann die weiteren Signalwege in der Muskelzelle beeinflusst. So ist mTOR auch dazu in der Lage, die Muskelproteinsynthese in der Muskelzelle zu aktivieren. Je höher die mechanische Last ist, desto stärker wird die Muskelproteinsynthese durch den mTOR-Signalweg angeregt.

Sensoren messen hierbei die Spannung der Muskulatur und übersetzen die mechanische Spannung in biochemische Reaktionen. Dieser Prozess wird Mechanotransduktion genannt. Die Mechanotransduktion wird durch vier Spannungszustände beeinflusst:

- konzentrische Spannung
- exzentrische Spannung
- Höchstspannung
- passive Dehnung

Die exzentrische Spannung hat hierbei den größten Effekt, die passive Dehnung den geringsten *(Martineau & Gardiner, 2001)*. Die exzentrische Spannung entsteht durch das Absenken des Gewichtes und sollte nicht ausgelassen werden. Es macht also keinen Sinn z.B. beim Kreuzheben das Gewicht jedes Mal fallen zu lassen. Demnach könnte man denken, dass es Sinn macht, die absenkende Phase extra langsam und betont auszuführen. Warum das jedoch nicht der Fall ist und sogar negative Effekte hat, erkläre ich dir im Kapitel zu den Muskelschäden.

Die mechanische Last stellt den wichtigsten Faktor der mTOR-Stimulation dar. Zusätzlich kann mTOR jedoch auch über die IGF-1 Stimulation oder die Ernährung angeregt werden. Hierbei spielen insbesondere Kohlenhydrate eine große Rolle. Das Enzym AMPK misst die Fülle deiner Glykogenspeicher: Sind diese stark erschöpft, hemmt AMPK die mTOR-Aktivität *(Glass, 2003; Glass, 2010; Sengupta et al., 2010)*. Auch Alkohol hemmt den mTOR-Signalweg *(Lang et al., 2003)*. Essenzielle Aminosäuren hingegen steigern die mTOR-Aktivität.

Schweres Krafttraining, und somit eine hohe mechanische Last, ist also der wichtigste Faktor, um die Muskelproteinsynthese anzukurbeln. Durch eine Optimierung deiner Ernährung basierend auf den zuvor erwähnten Zusammenhängen kannst du diesen Effekt jedoch weiter verstärken.

Faktoren, die mTOR beeinflussen:

- Krafttraining
- IGF-1-Ausschüttung
- Fülle der Glykogenspeicher
- Aminosäuren
- Alkohol

METABOLISCHER STRESS

Metabolischer Stress entsteht durch eine große Anhäufung von Stoffwechselendprodukten im Muskel. Um eine große mechanische Last zu erzeugen, braucht man ein hohes Trainingsgewicht. Beim metabolischen Stress ist das anders. Hier geht es nicht darum eine möglichst hohe Muskelspannung zu erzeugen, sondern darum die Muskelspannung möglichst lang aufrecht zu erhalten. Dies ist nur möglich, wenn viele Wiederholungen absolviert werden, was wiederum nur mit einem moderaten Trainingsgewicht realisierbar ist. Durch den langen Spannungszustand entsteht eine Hypoxie (Sauerstoffarmut) im Muskel, die das Ansammeln von Stoffwechselendprodukten fördert *(Tamaki et al., 1994)*. Hierbei häufen sich Laktat, Phosphate und Wasserstoff an *(Suga et al., 2009)*. Diese Stoffwechselreize stimulieren dann auch den Muskelaufbau *(Schott et al., 1995; Shinohara et al., 1998; Folland et al., 2002)*. Aber nicht nur die Anhäufung von Stoffwechselendprodukten stimuliert den Muskelaufbau, auch der Pump selbst unterstützt diesen Prozess. Bei und nach einem Training mit langen Spannungszuständen strömt viel Blut in die Muskulatur, um die Stoffwechselendprodukte abzubauen und neue Nährstoffe in die Muskelzelle zu transportieren. Hierbei entsteht der klassische „Pump", den man dann auch deutlich spürt: Die Muskulatur fühlt sich prall und angeschwollen an. Durch die Ansammlung von Blut in der Muskelzelle wird die Zelle gedehnt, der hierbei entstehende Druck wird von Mechanorezeptoren erfasst und stellt somit einen Wachstumsreiz dar. Die Muskelproteinsynthese wird also auch durch den Pump aktiviert *(Lang et al., 1998)*.

Es gibt verschiedene Strategien, um einen hohen metabolischen Reiz zu setzen. Zum einen müssen genügend Wiederholungen absolviert werden, um den Muskel lange auf Spannung zu halten. Das bedeutet jedoch nicht, dass du 20 Wiederholungen und mehr pro Übung absolvieren musst. Auch bei wenigen Wiederholungen entsteht metabolischer Stress, aber eben in kleinerem Umfang. Um genügend Stoffwechselendprodukte anzuhäufen, reichen bereits etwa 12 Wiederholungen aus *(MacDougall et al., 1999)*. Dies wirst du deutlich spüren, da sich vermehrt Laktat im Muskel ansammelt, welches zu einem spürbaren Brennen des Muskels führt. Wenn du den Muskel während des gesamten Satzes unter Spannung hältst, erhöhst du diesen Effekt zusätzlich. Es stimmt also nicht, dass du stets mit dauerhafter Spannung trainieren musst, um Muskeln aufzubauen. Lediglich bezogen auf den metabolischen Stress hat es eine größere Wirkung. Es kann jedoch sein, dass du dadurch weniger Gesamtlast bewegen kannst, was du bei deiner Trainingsplanung berücksichtigen solltest.

Auch kurze Pausenzeiten zwischen den Sätzen erhöhen den metabolischen Stress, ebenso wie alle anderen Strategien, die für eine starke Ermüdung der Muskelfasern sorgen.

Wenn du sehr explosiv trainierst oder eine hohe Trainingsintensität wählst, werden von Beginn an viele Muskelfasern rekrutiert. Trainierst du jedoch mit moderaten Gewichten, wird zunächst nur ein Teil der Muskelfasern aktiviert. Der Rest wird erst im Laufe des Satzes hinzugeschaltet, sobald die ersten Muskelfasern ermüden. Dies liegt daran, dass als Stoffwechselendprodukt nicht nur Laktat, sondern auch positiv geladene Wasserstoffatome anfallen. Diese hemmen die Kontraktionsfähigkeit der Muskelfasern, sodass neue, frische Muskelfasern die Arbeit übernehmen müssen *(Debold, 2012)*. Im Laufe des Satzes werden also immer mehr Muskelfasern erschöpft und neue hinzugeschaltet, solange bis alle Muskelfasern erschöpft sind. Um einen hohen metabolischen Stress zu erzeugen, macht es also Sinn bis zum Muskelversagen zu trainieren. Warum dies jedoch nur sehr gezielt eingesetzt werden sollte, wird später noch genau erklärt.

Maßnahmen, die den metabolischen Stress erhöhen:

- Sätze mit mindestens 12 Wiederholungen
- dauerhafte Spannung im Muskel
- kurze Pausen zwischen den Sätzen
- Training bis zum Muskelversagen

MUSKELSCHÄDEN

Auch Muskelschäden stellen einen Einflussfaktor für die Muskelhypertrophie dar, der jedoch weniger bedeutsam als die mechanische Belastung und der metabolische Stress zu sein scheint. Bei jedem Training entstehen kleine Risse im Muskel, sogenannte Mikrotraumata. Die weißen Muskelfasern, die ein größeres Hypertrophiepotenzial aufweisen, erleiden dabei die meisten Mikrotraumata *(Vijayan et., 2001)*. Durch die Mikrotraumatisierung werden Satellitenzellen aktiviert, die die Muskelzelle reparieren sollen und dabei mit ihr verschmelzen *(Bondesen et al., 2004; Dhawan & Rando, 2005)*. Hierbei bringen sie ihren Zellkern mit in die Muskelzelle und je mehr Zellkerne diese hat, desto mehr Muskelproteinsynthese kann sie betreiben. Zusätzlich wird durch Muskelschäden mehr IGF-1 ausgeschüttet *(Bamman et al., 2001; McKay et al., 2008)*. IGF-1 stimuliert nicht nur den Muskelaufbau, sondern stoppt gleichzeitig muskelabbauende Prozesse *(Sandri, 2008)*. Somit sorgen auch Muskelschäden für eine Hypertrophie der Muskulatur. Besonders viele Muskelschäden entstehen bei der exzentrischen Bewegung *(Gibala et al., 1995)*, also während der absenkenden

Phase einer Übung. Dies zeigt warum es so wichtig ist, diese Phase nicht auszulassen. Du solltest dich also beispielsweise nach dem Hochziehen bei einem Klimmzug nicht einfach fallen lassen, sondern deinen Körper kontrolliert absenken. Andere Übungen beginnen direkt mit der exzentrischen Phase. Bei Dips lässt du dich z.B. zuerst herab (exzentrische Phase), bevor du dich wieder hochdrückst (konzentrische Phase).

Dass Muskelschäden einen Wachstumsreiz darstellen bedeutet im Umkehrschluss aber nicht, dass viele Muskelschäden gleich viel Muskelaufbau bedeuten. Im Gegenteil. Es geht immer darum, die goldene Mitte zu finden, die einen starken Wachstumsreiz setzt, dabei aber noch vom Körper toleriert und regeneriert werden kann. Zu viele Muskelschäden sind sogar kontraproduktiv. Darum solltest du die exzentrische Phase zwar kontrolliert ausführen, jedoch nicht zu sehr betonen und extrem langsam ausführen. Sind die Mikrotraumata zu groß, ist der Körper so lange mit der Regeneration beschäftigt, dass keine Hypertrophie mehr möglich ist. Dieses Konzept wurde im Kapitel zur Superkompensation bereits ausführlich erklärt.

Du musst also nicht nach jedem Training Muskelkater haben, denn auch ohne diesen sind Mikrotraumata entstanden. Ein starker Muskelkater hält dich nur davon ab, den entsprechenden Muskel zeitnah wieder trainieren zu können. Da es aber ideal ist, jeden Muskel zwei- bis dreimal pro Woche zu belasten, solltest du zu starken Muskelkater möglichst vermeiden. Die Mikrotraumatisierung macht einmal mehr deutlich, dass du nur dann dauerhaft Muskeln aufbauen wirst, wenn du dich progressiv steigerst. Von Training zu Training löst das gleiche Trainingsgewicht immer weniger Mikrotraumata aus *(McHugh et al., 2003; Brentano & Martins, 2011)*. Erhöhst du jedoch das Gewicht, werden auch wieder mehr Mikrotraumata ausgelöst *(Tee et al., 2007)*.

Den gleichen Effekt erzielst du durch eine Trainingspause. Wenn du z.B. seit einigen Wochen mit 100 kg beim Bankdrücken arbeitest, nun aber für ein bis zwei Wochen in den Urlaub fährst und anschließend wieder 100 kg drückst, wirst du starken Muskelkater bekommen *(Tee et al., 2007)*; auch wenn du die 100 kg vor deinem Urlaub problemlos drücken konntest, ohne Muskelkater zu kriegen. Dies liegt zum einen daran, dass die Muskelfasern sich bei regelmäßigem Training verdicken, um keine Schäden mehr durch die Belastung zu erleiden und zum anderen daran, dass deine inter- und intramuskuläre Koordination besser wird. Kurz gesagt: Du führst die Übung effizienter aus, je öfter du ihren Ablauf trainierst. Legst du nun eine Trainingspause ein, verliert der Körper diese Effizienz mit der Zeit wieder. Bei langen Trainingspausen reduziert sich auch die Verdickung des Muskels wieder. Dadurch entstehen beim Wiedereinstieg in das Training wieder mehr Muskelschäden. Dies spürt man deutlich daran, dass man nach einer längeren Trainingspause sehr schnell starken Muskelkater bekommt.

Auch wenn du eine Übung wechselst, entstehen wieder mehr Mikrotraumata, da die Bewegungsausführung und das Zusammenspiel der Muskeln und Muskelfasern noch nicht perfekt sind. Das bedeutet jedoch nicht, dass du permanent deine Übungen wechseln solltest. Im Gegenteil: Es ist ein großer Vorteil, wenn du in einer Übung immer effizienter wirst. Zum einen reduziert dies die Verletzungsgefahr, zum anderen kannst du so höhere Lasten bewegen, was nicht nur die Muskelschäden, sondern auch die mechanische Last sowie den insgesamt bewegten Workload erhöht. Ein idealer Mittelweg bestünde also darin, die Grundübungen permanent im Plan zu haben, Isolationsübungen jedoch hin und wieder auszutauschen.

Faktoren, die die Muskelschäden erhöhen:

- exzentrische Phase
- progressive Steigerung
- Trainingspausen
- Übungswechsel

DIE UMSETZUNG IN DER PRAXIS

Die größten Fortschritte wirst du machen, wenn du alle drei Faktoren kombinierst. Aber sicherlich ist dir schon aufgefallen, dass gerade die mechanische Last und der metabolische Stress nur schwer miteinander vereinbar sind. Für eine hohe mechanische Last muss man wenige Wiederholungen mit hoher Intensität absolvieren, während metabolischer Stress durch viele Wiederholungen mit moderatem Gewicht forciert wird. Um dieses Problem zu lösen, gibt es zwei Stellschrauben. Zum einen die Planung der einzelnen Trainingseinheiten und zum anderen die Trainingsplanung der nächsten Wochen und Monate. Es ist möglich, langfristig verschiedene Phasen zu planen, in denen man den Fokus entweder auf die mechanische Last oder auf den metabolischen Stress legt. Wie dies aussehen kann wird im Kapitel zur Periodisierung genau erklärt. Eine andere Möglichkeit besteht darin, beides in ein Training zu integrieren. Hier entscheidest du je nach Übung, ob der Fokus auf der mechanischen Last oder dem metabolischen Stress liegen soll. Ein ideales Training würde in der Praxis wie folgt aussehen.

Übung	Wiederholungszahl	Pausenzeit	Effekt
Grundübung	3 - 8	3 - 5 Min	hohe mechanische Last, Belastung vieler Muskeln gleichzeitig
Verbundübung	6 - 12	2 - 3 Min	Erhöhung des Workloads, Kombination aus mechanischer Last und metabolischem Stress
Isolationsübung	10 - 15	1 Min	Ausmerzen von Schwachstellen, Erhöhung des metabolischen Stresses

Die ersten ein bis zwei Übungen sollten schwere Grundübungen sein. Dabei dürfen kurze Atempausen zwischen den Wiederholungen gemacht werden, da keine dauerhafte Spannung notwendig ist. Ziel ist es, die mechanische Last zu erhöhen und neben Muskelmasse auch Kraft aufzubauen. Die Satzpausen sollten recht lange ausfallen, damit man das hohe Trainingsgewicht in jedem Satz schafft.

Die nächsten ein bis zwei Übungen sollten Verbundübungen sein. Hier können neben Lang- und Kurzhanteln auch Maschinen oder Kabeltürme genutzt werden. Diese Übungen stellen einen Mittelweg aus mechanischer Last und metabolischem Stress dar und können viel Volumen für eine große Anzahl an Muskeln anhäufen.

Zum Schluss können noch ein bis zwei isolierte Übungen durchgeführt werden. Diese sind ideal, um metabolischen Stress anzuhäufen oder gezielt an Schwachstellen arbeiten. Diese Übungen sollten mit einer hohen Wiederholungszahl durchgeführt werden, dauerhafte Spannung beinhalten und kurze Satzpausen aufweisen. Hierbei darf dann auch bis zum Muskelversagen trainiert werden. Außerdem können die Isolationsübungen häufiger variiert werden, um mehr Abwechslung ins Training zu bringen und die Mikrotraumatisierung der Muskulatur zu erhöhen.

Die exzentrische Phase wird bei jeder Übung ausgeführt, aber nicht besonders betont. Dies sorgt für eine ausreichende Anhäufung von Mikrotraumata, ohne zu viele Muskelschäden zu verursachen. Es ist nicht notwendig, nach jedem Training einen Muskelkater zu haben; wichtiger ist, sich dauerhaft progressiv zu steigern.

In der Praxis könnte ein Unterkörper-Trainingsplan also wie folgt aussehen. Natürlich ist dies nur ein Beispielplan, der an dein Trainingsvolumen sowie deine individuellen Stärken und Schwächen angepasst werden müsste.

Übung	Satzzahl	Wiederho-lungszahl	Pausenzeit
Kniebeugen	5	5	5 Min
gestrecktes Kreuzheben	3	8	3 Min
Beinpresse	3	10	2 Min
Wadenheben stehend	3	12	1 Min

ZUSAMMENFASSUNG VON KAPITEL 4

Die drei wichtigsten Faktoren für den Muskelaufbau sind:

- die mechanische Last
- der metabolische Stress
- Muskelschäden

Alle drei Faktoren sind wichtig, wobei die mechanische Last den größten Einfluss hat und die Muskelschäden den kleinsten. Dennoch sind deine Fortschritte am größten, wenn du alle drei Faktoren kombinierst. Hierfür musst du unterschiedlich vorgehen.

Mechanische Last:

Sie wird durch eine hohe Intensität, also ein hohes Trainingsgewicht, be-einflusst. Je höher das Gewicht, desto höher auch die mechanische Last. Durch eine hohe mechanische Belastung wird der mTOR-Signalweg sti-muliert, was die Muskelproteinsynthese in Gang setzt.

Neben dem Training selbst können auch die folgenden Faktoren m-TOR beeinflussen:

- IGF-1-Ausschüttung
- Fülle der Glykogenspeicher
- Aminosäuren
- Alkohol

Metabolischer Stress:

Dieser wird durch eine Anhäufung von Stoffwechselendprodukten in der Muskulatur sowie durch einen starken Pump erzeugt. Maßnahmen, die den metabolischen Stress erhöhen sind:

- Sätze mit mindestens 12 Wiederholungen
- dauerhafte Spannung im Muskel
- kurze Pausen zwischen den Sätzen
- Training bis zum Muskelversagen

Muskelschäden:

Sie stellen den kleinsten Wachstumsfaktor dar. Außerdem verlängern zu viele Muskelschäden die Regenerationszeit und sorgen somit dafür, dass erst später wieder trainiert werden kann. Dieser Faktor sollte nicht vernachlässigt, aber auch nicht zu stark betont werden. Faktoren, die die Muskelschäden erhöhen sind:

- exzentrische Phase
- progressive Steigerung
- Trainingspausen
- Übungswechsel

Um alle Maßnahmen in einem Training zu kombinieren, sollten die ersten Übungen aus schweren Grundübungen bestehen, auf die moderate Verbundübungen und abschließend Isolationsübungen folgen.

5. PERIODISIERUNG

Wenn du dein Training periodisierst, teilst du es in verschiedene Phasen mit unterschiedlichen Schwerpunkten ein:

- Kraftaufbau
- Muskelaufbau
- Kraftausdauer

Generell ist eine Periodisierung nur bei Grund- oder Verbundübungen notwendig. Einfache Isolationsübungen werden in einem höheren Wiederholungsbereich trainiert und müssen daher nicht periodisiert werden. So würde es z.B. wenig Sinn machen, die mittlere Schulter in einem Wiederholungsbereich von 1 – 3 zu trainieren.

Es gibt drei Hauptmodelle, nach denen das Training periodisiert werden kann:

- lineare Periodisierung
- nicht-lineare Periodisierung
- wellenförmige Periodisierung

In der Regel wird eine Periodisierung erst bei fortgeschrittenen Sportlern interessant, um weiterhin Trainingsfortschritte zu verzeichnen und Stagnation zu vermeiden. Du weißt bereits, dass Anfänger ein größeres Potenzial für Muskelaufbau als fortgeschrittene Sportler haben. In den meisten Fällen bedarf es bei Trainingsanfängern daher keiner aufwändig geplanten Periodisierung, um Trainingsfortschritte zu verzeichnen. Im Gegenteil könnte eine Periodisierung bei Anfängern sogar zu unnötiger Verwirrung führen und den Trainierenden zu sehr aus dem Konzept bringen. Beim Einstieg ins Krafttraining sollte das Erlernen einer korrekten Übungsausführung immer an erster Stelle stehen. Ein zweites Ziel ist die Integration des Trainings in den Alltag des Trainierenden, sodass er seinen Plan regelmäßig und kontinuierlich ausführt und so Anpassungen der und Zuwachs an Muskulatur erreicht. Die genaue Unterteilung des Trainings in verschiedene Wiederholungs- und Intensitätsbereiche steht zu diesem Zeitpunkt noch im Hintergrund.

Um die drei Hauptmodelle der Periodisierung besser zu verstehen, solltest du die folgenden Begriffe kennen:

- Mikrozyklus
- Mesozyklus
- Makrozyklus

Der Makrozyklus bezeichnet einen übergeordneten Trainingsabschnitt. So würde der Makrozyklus bei Leistungssportlern beispielsweise eine gesamte Wettkampfsaison darstellen. In der Regel umfasst ein solcher Zyklus einen Zeitraum von drei bis zwölf Monaten.

Im Falle eines Leistungssportlers würde der Makrozyklus das Training in die folgenden drei Phasen unterteilen:

- Vorbereitungsperiode
- Wettkampfperiode
- Übergangsperiode

Die Bezeichnung der Perioden ist relativ selbsterklärend. In der ersten Phase muss die sportliche Leistung ausgebildet werden. Man trainiert also darauf hin, die optimale Trainingsleistung zu erreichen, also z.B. eine persönliche Bestzeit im Sprint zu laufen. Dann folgt der Zeitraum des eigentlichen Wettkampfes. In der Regel gibt es nicht nur einen, sondern mehrere Wettkämpfe innerhalb einer Wettkampfsaison. Das Ziel dieser Phase ist es, die sportliche Leistung zu konservieren, also den Athleten auf seiner persönlichen Spitzenleistung zu halten. Da man nicht permanent persönliche Bestleistungen abrufen kann, schließt an die Wettkampfsaison in der Regel eine Phase an, in der bewusst Leistungsminderungen eingeplant werden, um dem Körper Zeit zur Regeneration zu geben. Im Bodybuilding könnte das beispielsweise bedeuten, dass das Training nun rein auf den Erhalt der vorhandenen Muskelmasse ausgerichtet wird. Eventuell wird sogar einige Tage gar nicht trainiert. Auch die Kalorienzufuhr wird langsam wieder in Richtung Erhalt angehoben.

Ein Makrozyklus besteht aus mehreren Mesozyklen, die in der Regel jeweils einen Zeitraum von sechs bis zwölf Wochen umfassen. Dabei ist es auch möglich, dass die Mesozyklen unterschiedlich lang sind. So könnte der erste Mesozyklus zehn Wochen dauern und der zweite nur vier Wochen.

Im Mesozyklus wird das Training in die folgenden Phasen unterteilt:

- Kraftaufbau
- Muskelaufbau
- Kraftausdauer

Du weißt bereits, dass du für einen optimalen Muskelaufbau in verschiedenen Wiederholungsbereichen trainieren musst. Im Mesozyklus wird festgelegt, welche dieser Phasen wann trainiert wird. So könnte z.B. der erste Mesozyklus das Ziel der Verbesserung der Kraftausdauer verfolgen. Der zweite könnte sich auf ein klassisches Hypertrophietraining konzentrieren und der dritte die Steigerung der Maximalkraft in den Fokus stellen.

Der Mikrozyklus beinhaltet die kurzfristige Trainingsplanung. Er bildet also die einzelnen Trainingseinheiten mit den auszuführenden Übungen, Wiederholungszahlen, Intensitäten, usw. ab.

Ein Beispiel:

Die Dauer des Mikrozyklus beträgt eine Woche. Max ist Trainingsanfänger und führt zum Einstieg ins Krafttraining dreimal pro Woche ein Ganzkörpertraining an Maschinen durch. Der erste Mikrozyklus beinhaltet also drei Krafttrainingseinheiten in Form eines Ganzkörpertrainings. So würde für alle drei Trainingseinheiten der Woche ein Übungsplan mit den entsprechenden Pausenzeiten, Satzzahlen, Intensitäten, usw. erstellt werden. Es kann auch sein, dass beispielsweise volle drei Wochen lang der gleiche Ganzkörperplan durchgeführt wird und dann erst im zweiten Mikrozyklus Übungen, Wiederholungszahlen und andere Variablen ausgetauscht werden. Sie dir dazu die folgende Tabelle an.

Mesozyklus 1, 6 Wochen, Kraftausdauertraining

Mikrozyklus 1.1	Mikrozyklus 1.2	Mikrozyklus 1.3
2 Wochen	2 Wochen	2 Wochen
Trainingsplan 1	Trainingsplan 2	Trainingsplan 3

Mesozyklus 2, 10 Wochen, Hypertrophietraining

Mikrozyklus 2.1	Mikrozyklus 2.2	Mikrozyklus 2.3
2 Wochen	4 Wochen	4 Wochen
Trainingsplan 4	Trainingsplan 5	Trainingsplan 6

Mesozyklus 3, 4 Wochen, Maximalkrafttraining

Mikrozyklus 3.1	Mikrozyklus 3.2
2 Wochen	2 Wochen
Trainingsplan 7	Trainingsplan 8

Je nachdem welches Periodisierungsmodell man wählt, wirkt sich dies auch auf die Planung der einzelnen Mesozyklen aus. Die hier abgebildete Systematisierung wäre ein Beispiel für eine lineare Periodisierung.

Im weiteren Verlauf dieses Kapitels zeige ich dir mögliche Modelle für eine Periodisierung deines Trainings. Außerdem zeige ich dir, worauf du beim Krafttraining während einer Diät achten solltest.

LINEARE PERIODISIERUNG

Wie du bereits in der Beispieltabelle im vorherigen Abschnitt gesehen hast, teilt die lineare Periodisierung das Training in verschiedene Intensitätsblöcke ein. Die einzelnen Trainingsbereiche der Hypertrophie, Kraft und Kraftausdauer werden in den verschiedenen Blöcken isoliert voneinander trainiert. Dabei wird der erste Mesozyklus bei diesem Periodisierungsmodell immer mit einer niedrigen Intensität und einem hohen Volumen begonnen. Der nächste Mesozyklus hebt die Intensität an, verringert dafür aber das Volumen. So geht es fortlaufend weiter, bis der letzte Mesozyklus mit einer sehr hohen Intensität und einem niedrigen Volumen abschließt. Die Dauer wird hierbei meist auf zwei bis drei Monate pro Mesozyklus festgelegt.

Eine mögliche Aufteilung der Mesozyklen könnte wie folgt aussehen:

Meso-zyklus 1	Meso-zyklus 2	Meso-zyklus 3	Meso-zyklus 4	Meso-zyklus 5
8 Wochen	8 Wochen	8 Wochen	8 Wochen	8 Wochen
15 – 20 WDH	10 – 15 WDH	8 – 10 WDH	6 – 8 WDH	1 – 6 WDH

WDH = Wiederholungen

Die Planung von gezielten Deload-Wochen ist ebenfalls eine Form der linearen Periodisierung. Ist das übergeordnete Ziel z.B. der Muskelaufbau, gibt es ein gängiges Modell, bei dem vier bis sechs Wochen mit Fokus auf Steigerung der Trainingsgewichte schwer trainiert wird und im Anschluss ein bis zwei Wochen Deload eingeplant werden. Beim Deload reduziert man absichtlich die Trainingsbelastung, um dem Körper Zeit für die Regeneration und Adaption zu geben.

Ein großer Kritikpunkt an der klassischen linearen Periodisierung ist, dass die verschiedenen Trainingsbereiche sehr isoliert voneinander ausgeführt werden. Hintergrund dieser Kritik ist, dass Muskeln sich zwar an regelmäßige Belastungen anpassen, diese Anpassungen aber auch wieder verloren gehen, wenn sie über längere Zeit nicht genutzt werden. Wird gemäß der linearen Periodisierung also z.B. acht Wochen lang in einem Bereich von 15 - 20 Wiederholungen trainiert, passt sich die muskuläre Fähigkeit der Kraftausdauer an diese Belastung an und steigt. Werden allerdings im Anschluss an diesen Mesozyklus acht Wochen lang andere Intensitätsbereiche und Funktionen der Muskulatur trainiert, ist die Wahrscheinlichkeit hoch, dass die zuvor erreichten Anpassungen wieder verloren gehen.

Als Lösung für dieses Problem wurde die sogenannte Blockperiodisierung entwickelt. Sie unterscheidet sich im Grunde in nur einem Punkt von der linearen Periodisierung: Die Dauer der einzelnen Mesozyklen ist bei der Blockperiodisierung auf maximal einen Monat festgelegt, sodass die Gefahr des Verlustes von Anpassungen gesenkt wird.

In der Regel finden sowohl die klassische lineare Periodisierung als auch die Blockperiodisierung im leistungsorientierten Gewichtheben, im Powerlifting oder im Kraftdreikampf Anwendung.

Die Einteilung der Phasen für einen Powerlifter könnte dabei wie folgt aussehen:

	Ziel		
Phase	Hypertrophie	Kraft	Power
Wiederho-lungsbereich	8 – 10	5 – 8	1 – 5
Dauer	2 – 6 Wochen	2 – 8 Wochen	Wettkampf-saison

Im Bodybuilding sieht eine Unterteilung der Phasen meist etwas anders aus. Viele Bodybuilder trainieren gar nicht im Wiederholungsbereich 1 - 5, wodurch die Powerphase wegfällt. Hier macht eine Blockperiodisierung also mehr Sinn, bei der sich Intensitätsblöcke mit Volumenblöcken abwechseln. So wird im Wechsel zunächst die Intensität und dann das Volumen gesteigert, wodurch sowohl die sogenannte myofibrilläre (6 – 8 Wiederholungen pro Übung) als auch die sarkoplasmare (8 – 12 Wiederholungen pro Übung) Hypertrophie trainiert wird. Unter myofibrillärer Hypertrophie versteht man die Verdickung der Muskelfasern, wodurch deine Muskeln größer und stärker werden. Die sarkoplasmare Hypertrophie hingegen lässt das Zellvolumen deiner Muskeln ansteigen, sodass sie mehr Energie und Flüssigkeit speichern können, was optisch in einer pralleren Muskulatur zur Geltung kommt.

Durch die kurze Dauer der Mesozyklen bei einer Blockperiodisierung (maximal vier Wochen) ist gleichzeitig die Gefahr geringer, dass Anpassungen verloren gehen. Eine Blockperiodisierung kann auch dann Sinn machen, wenn du eigentlich aus dem Bereich des Bodybuildings kommst und oft in einem Wiederholungsbereich von 6 - 10 trainierst, aber z.B. deine Maximalkraft für den Wiederholungsbereich von 1 - 3 herausfinden möchtest. Um das Verletzungsrisiko gering zu halten und damit du dich langsam an das Bewegen von schweren Lasten im niedrigen Wiederholungsbereich gewöhnen kannst, kannst du eine Blockperiodisierung nutzen.

Dies könnte beispielhaft so aussehen:

- 1. Woche: 3 x 5 Wiederholungen bei 80 % Intensität
- 2. Woche: 4 x 3 Wiederholungen bei 85 % Intensität
- 3. Woche: 4 x 2 Wiederholungen bei 90 % Intensität
- 4. Woche: 5 x 1 Wiederholungen bei 95 % Intensität

NICHT-LINEARE PERIODISIERUNG

Dieses Periodisierungsmodell versucht ebenfalls die Schwachstelle der klassischen linearen Periodisierung zu umgehen. Auch bei der nicht-linearen Periodisierung wird der Fokus für jeden Mesozyklus auf einen bestimmten Wiederholungsbereich gelegt. Doch im Gegensatz zur linearen Periodisierung fallen die anderen Wiederholungsbereiche während dieser Zyklusphase nicht komplett aus dem Training raus, sondern werden weiterhin trainiert; allerdings nur auf Erhalt. Ziel ist es also, weiterhin eine Progression zu erreichen und das Trainingsgewicht zu steigern, jedoch nur bei den Übungen, die im aktuellen Mesozyklus im Fokus stehen. Bei den Übungen, die auf Erhalt trainiert werden geht es lediglich darum die Anpassungen zu erhalten; hier ist keine Steigerung der Trainingsgewichte vorgesehen.

Ein möglicher Plan für die Mesozyklen könnte so aussehen:

Meso-zyklus 1	Meso-zyklus 2	Meso-zyklus 3	Meso-zyklus 4	Meso-zyklus 5
3 Wochen	3 Wochen	3 Wochen	3 Wochen	3 Wochen
15 – 20 WDH	10 – 15 WDH	8 – 10 WDH	6 – 8 WDH	1 – 6 WDH

WDH = Wiederholungen

Die anderen Wiederholungsbereiche werden in jedem Mesozyklus eben-falls trainiert, allerdings auf Erhalt, ohne das Gewicht zu steigern.

Die nicht-lineare Periodisierung minimiert also das Risiko, dass Anpassungen durch die Trennung der Fokusphasen verloren gehen. Dennoch hat man in den einzelnen Mesozyklen einen Wiederholungsbereich, auf den sich die Progression fokussiert bzw. bei denen das Gewicht kontinuierlich erhöht werden soll, wodurch beide Muskelfasertypen ausreichend trainiert werden und sowohl von der myofibrillären als auch von der sarkoplasmaren Hypertrophie profitiert werden kann. Daher ist die nicht-lineare Periodisierung im Bodybuilding meist effektiver als das klassische lineare Modell.

Eine besondere Form der nicht-linearen Periodisierung ist die reverse-lineare Periodisierung.

REVERSE-LINEARE PERIODISIERUNG

Wie der Name schon sagt, handelt es sich hierbei im Grunde einfach um eine umgekehrt lineare Periodisierung. Im Verlauf der einzelnen Mesozyklen wird anstatt der Intensität also das Volumen angehoben. Hinsichtlich des Aufbaus von Muskulatur und Kraft hat sich diese Form der Periodisierung allerdings als weniger effektiv erwiesen *(Prestes et al., 2009)*. Möchtest du also eine sehr klare Trennung der verschiedenen Trainingsphasen vornehmen, um dich immer vollkommen auf einen Bereich fokussieren zu können, empfiehlt es sich eher eine lineare Periodisierung zu wählen. Ich persönlich würde dir in diesem Fall dann aber zur Blockperiodisierung raten, da hier die Gefahr des Verlustes von Anpassungen innerhalb der unterschiedlichen Trainingsphasen erwartungsgemäß am geringsten ist.

WELLENFÖRMIGE PERIODISIERUNG

Bei dieser Form der Periodisierung werden Volumen und Intensität regelmäßig und in kurzen Zeitabständen variiert. Die wellenförmige Periodisierung - oder auf Englisch „Undulating Periodisation" – wird in zwei Kategorien unterteilt:

- die tägliche wellenförmige Periodisierung
  (DUP = Daily Undulating Periodisation)
- die wöchentliche wellenförmige Periodisierung
  (WUP = Weekly Undulating Periodisation)

Bei der WUP werden Volumen und Intensität in wöchentlichen Zeitabständen verändert.

Beispielhafte Mikrozyklen könnten so aussehen.

	Zeitraum	Wiederholungen	Sätze	Intensität
Mikrozyklus 1	Woche 1	4 – 6	3	85 %
Mikrozyklus 2	Woche 2	12 – 15	3	65 %
Mikrozyklus 3	Woche 3	8 – 10	3	75 %

Es wäre allerdings auch möglich, die Satzanzahl zu variieren oder z.B. ein Schnellkrafttraining zu integrieren. Zusätzlich musst du dich bei dieser Form der Periodisierung nicht zwingend auf nur eine Trainingswoche be-

ziehen. Wenn du noch mehr Intensitätsbereiche oder vielleicht ein Schnell-
kraft- oder Techniktraining in deinen Plan mit aufnehmen willst, kannst du
auch das tun.

Bei der DUP werden Volumen und Intensität in jeder einzelnen Trainingseinheit verändert, was es ermöglicht diverse Schwerpunkte innerhalb einer
Trainingswoche zu setzen. Generell empfehle ich, die erste Übung mit hoher Intensität im niedrigen Wiederholungsbereich auszuführen, sodass der
Kraftaufbau gefördert wird und du eine hohe mechanische Last erreichst.
Anschließend solltest du mit etwas höheren Wiederholungszahlen arbeiten, um das nötige Gesamtvolumen zu erhalten und metabolischen Stress
zu erzeugen. So kannst du in jedem Training eine ideale Kombination für
den Muskelaufbau erzielen. Ein Training könnte beispielsweise nach folgendem Schema aufgebaut sein.

	Ziel	Wieder-holungen	Funktion
Übung 1	Kraftaufbau	4 – 6	Verbesserung der intramuskulären Koordination
Übung 2	Hypertrophie	6 – 8	myofibrilläre Hyper-trophie
Übung 3	Hypertrophie	8 – 12	sarkoplasmare Hypertrophie
Übung 4	Kraftaus-dauer	12 – 15	Kapillarisierung, Regeneration

Du kannst deine Trainingseinheit also z.B. mit der Kniebeuge und 4 - 6 Wiederholungen starten und anschließend Kreuzheben im Bereich von 8 - 12

Wiederholungen ausführen. Am nächsten Trainingstag beginnst du dann mit schwerem Kreuzheben und führst dafür die Kniebeuge mit 8 - 12 Wiederholungen aus. So deckst du auch übungsspezifisch alle Bereiche ab.

Du kannst die wellenförmige Periodisierung natürlich auch auf andere Trainingssplits anwenden. So würde man z.B. bei einem Oberkörper-Unterkörper-Split zweimal pro Woche ein Bein- und zweimal pro Woche ein Oberkörpertraining absolvieren.

Die Aufteilung könnte dabei z.B. wie folgt aussehen:

- Oberkörpertraining 1 und Unterkörpertraining 1:
- 4 – 6 Wiederholungen
- Oberkörpertraining 2 und Unterkörpertraining 2:
- 8 – 12 Wiederholungen

Auch hierbei kannst du die Wiederholungsbereiche für die einzelnen Übungen pro Trainingseinheit nach dem Schema der vorherigen Tabelle verteilen. Natürlich kannst du alternativ auch andere Wiederholungsbereiche wählen oder die Anzahl der Sätze verändern. Die wellenförmige Periodisierung bietet viel Freiraum für Experimente und bindet nicht an feste Vorgaben wann welche Intensitätsbereiche trainiert werden müssen.

Der Nachteil der linearen Periodisierung ist also der Vorteil der wellenförmigen: Durch den ständigen Wechsel zwischen den verschiedenen Intensitätsbereichen können Anpassungen auch langfristig gehalten werden. Aus diesem Grund hat sich diese Form der Periodisierung auch vermehrt im Bodybuilding durchgesetzt. Außerdem ermöglicht die wellenförmige Periodisierung viel Abwechslung im Training, sodass es den meisten Athleten leichter fällt langfristig motiviert zu bleiben und ihren Plan regelmäßig durchzuführen. Im Hinblick auf das Prinzip der Kontinuität macht das auch durchaus Sinn. Dieses Trainingsprinzip besagt, dass nur ein kontinuierlicher und regelmäßiger Reiz zu Anpassungen führen wird und außerplanmäßige Pausen – zumindest kurzfristig – immer Leistungseinbußen verursachen. Zusätzlich kann die regelmäßige Variation von Volumen und Intensität die Gefahr für Leistungsplateaus reduzieren. Wenn du über Jahre hinweg immer nur Bankdrücken im Wiederholungsbereich von 10 – 12 trainierst, wirst du irgendwann an deine Grenze stoßen und keine progressive Steigerung mehr erzielen können. Kurz gesagt: Du kannst dein Trainingsgewicht nicht mehr steigern und baust keine weitere Muskulatur auf. Andersherum gilt das Gleiche, wenn du dein Training zu oft umstellst. Jede Woche komplett andere Übungen mit jeweils unterschiedlichem Wiederholungsbereich können deinen Muskelaufbau langfristig ebenfalls zum Stillstand bringen.

PERIODISIERUNG IN DER PRAXIS

Wie ich zu Beginn dieses Kapitels bereits erwähnt hatte, ist eine Periodisierung für Trainingsanfänger nicht unbedingt nötig. Sie erzielen auch ohne die Berücksichtigung der verschiedenen Bereiche sichtbare Fortschritte und bauen Muskulatur auf. Doch irgendwann wird bei jedem Sportler der Punkt kommen, an dem bloßes „pumpen" nicht mehr ausreicht. Mit wachsender Trainingserfahrung kommt es also auch immer mehr auf die Detailplanung des Trainings an, um weiterhin Fortschritte zu erzielen. Trainierst du bereits ein Jahr oder länger, macht es darum Sinn dein Training zu periodisieren. Du kennst nun die verschiedenen Modelle der Periodisierung; doch welches ist das effektivste?

Leider gibt es nach aktueller Studienlage keine eindeutige Antwort auf diese Frage. Es lässt sich lediglich eine klare Aussage ableiten: Ein geplantes Mehrsatztraining ist einem 1-Satz-Training hinsichtlich der Zuwächse an Kraft und Muskulatur klar überlegen. Zwischen einem periodisierten Training und einem klassischen Mehrsatztraining (oft im 3x10-Schema) konnte in puncto Kraftwerte und Muskelmasse in vielen Studien kein signifikanter Unterschied festgestellt werden *(McGee et al., 1992; Kiely, 2000)*. Auch eine alleinige Variation der Übungen kann Muskelwachstum hervorrufen, jedoch nur, wenn diese gut geplant ist und trotzdem regelmäßig mit einer passenden Intensität trainiert wird *(Fonseca et al., 2014)*.

So würdest du z.B. nach folgendem Schema trainieren:

- Montag: Kniebeuge
- Mittwoch: Beinpresse
- Freitag: Kreuzheben

Ebenso hat die ausgeübte Sportart Auswirkung auf die Effektivität von Periodisierungsmodellen. Wie zuvor erwähnt, wird die lineare Periodisierung vor allem bei Powerliftern eingesetzt. Auch Footballspieler können von dieser Form der Periodisierung profitieren *(Hoffman et al., 2009)*. Im Bodybuilding bietet sich in den meisten Fällen eine wellenförmige Periodisierung oder alternativ eine Blockperiodisierung an. Da beim Bodybuilding die Ästhetik der Muskulatur im Vordergrund steht, ist es hier wichtig, sowohl von der sarkoplasmaren als auch von der myofibrillären Hypertrophie zu profitieren. Bei der sarkoplasmaren Hypertrophie lernt der Muskel mehr Flüssigkeit (Sarkoplasma) in den Muskelzellen zu halten, was optisch in Form einer deutlich pralleren Muskulatur zur Geltung kommt. Der passende Wiederholungsbereich hierfür liegt bei 8 - 12 Wiederholungen. Würdest du als ästhetisch orientierter Sportler im Krafttraining nun eine lineare Periodisierung wählen und dadurch z.B. zunächst zwei Monate im Wiederholungsbereich von 8 - 12 und dann neun Monate lang im Bereich von 1 – 6 Wiederholungen trainieren, würde die neu gewonnene Fähigkeit des Muskels mehr Sarkoplasma halten zu können eventuell wieder verloren gehen. Einem Powerlifter wäre dies egal, da es ihm nur um die Leistung und das bewegte Maximalgewicht geht. Im Bodybuilding müssen diese ästhetischen Faktoren bei der Trainingsplanung jedoch berücksichtigt werden. Das gleiche Argument gilt, wenn du z.B. komplett ohne Periodisierung trainierst und immer nur die Übungen wechselt. Laut Studienlage wirkt sich dies zwar ebenfalls positiv auf den Kraftaufbau aus, jedoch müssen auch Optik und Trainingsmotivation berücksichtigt werden. Wenn du dein Leben lang immer in einem Wiederholungsbereich von 8 - 10 trainierst und lediglich alle drei Monate die Übungen austauschst, werden nach einer gewissen Zeit wahrscheinlich keine Anpassungen mehr stattfinden. Bedenke außerdem, dass dein Körper eine neue Übung - insbesondere komplexe Übungen wie Kniebeugen und Kreuzheben - zu Beginn nicht so effektiv ausführt. Dies führt zu großen Muskelschäden und langen Regenerationszeiten. Es macht also Sinn, die Übungen immer mal wieder zu wechseln; es ist jedoch kontraproduktiv, jedes Training komplett neu zu gestalten. Ganz abgesehen davon, dass ein sehr starres Training den meisten auch weniger Spaß macht und dadurch die Wahrscheinlichkeit höher ist, dass Einheiten ausgelassen werden oder sogar längere Trainingspausen entstehen, die den Fortschritt gefährden und deine Leistung einbrechen lassen.

Zusammenfassend ist es für Trainingsanfänger ebenso wie für Fortgeschrittene essenziell, einen vernünftigen Trainingsplan zu erstellen, der sich an deinem individuellen Alltag und deinen persönlichen Vorlieben orientiert. Nur dann wirst du auch genügend Motivation haben, um regelmäßig und über einen längeren Zeitraum hinweg trainieren zu gehen, sodass sich überhaupt Anpassungen bilden können. Es gilt wie immer den goldenen Mittelweg zu finden. Dies ist, in Kombination mit einer passenden Periodisierung, entscheidend für deinen Erfolg. Da sich keines der vorgestellten Periodisierungsmodelle nach derzeitiger Studienlage klar von den anderen abhebt, empfiehlt es sich, sowohl die Blockperiodisierung als auch die wellenförmige Periodisierung (vor allem DUP) auszuprobieren. So findest du heraus, welche Methode dir am meisten zusagt.

KRAFTTRAINING IN DER DIÄT

Viele Sportler konzentrieren sich in einer Diät nur auf den Fettabbau und zu wenig auf den Muskelerhalt. Fett zu reduzieren ist natürlich das Hauptziel einer Diät, doch ist die einzige wirklich wichtige Stellschraube hierfür das Kaloriendefizit. Das Kaloriendefizit wird über die Ernährung erreicht, nämlich indem du weniger Energie über Lebensmittel aufnimmst, als du über den Tag hinweg verbrauchst. Außerdem ist tägliche Bewegung sehr wichtig, um den Stoffwechsel aktiv zu halten und den Leistungsumsatz zu erhöhen, sodass ein größeres Defizit entsteht und du schneller abnimmst.

Über den Punkt Bewegung kommen wir nun auch zum Thema Krafttraining in einer Diät. Die eigentliche Funktion von Krafttraining innerhalb einer Diät besteht nämlich gar nicht im Verbrennen von Körperfett. Natürlich verbrennst du beim Krafttraining viele Kalorien, was wiederum das Kaloriendefizit vergrößert und somit auch indirekt den Abbau von Körperfett unterstützt. Das eigentliche Hauptziel ist jedoch der Erhalt der Muskulatur.

Viele Kraftsportler machen eine Diät nur, um die zuvor aufgebaute Muskelmasse freizulegen, damit sie sehen wo noch Schwachstellen liegen und wie sich ihre Form verändert hat. Der Weg dorthin führt zwangsläufig über den Abbau von Körperfett. Nun ist die Muskulatur aber eine Struktur, die sehr viel Energie verbraucht, weshalb unser Körper sie in einer Diät so schnell wie möglich abbauen will. Durch weniger Muskulatur sinkt nämlich der tägliche Gesamtkalorienverbrauch und der Körper kann das Kaloriendefizit ausgleichen. Damit größtenteils wirklich nur Fett verbrannt wird, ist Krafttraining in einer Diät also essenziell. Nur über einen konstanten Trainingsreiz können wir unserem Körper das Signal geben, dass die Muskulatur nach wie vor benötigt wird und daher, trotz niedriger Energiezufuhr, nicht abgebaut werden darf. Aus diesem Grund ist es sehr wichtig, dass du auch in der Diät weiterhin schwer trainierst. Schwer bedeutet in diesem Fall mit den gleichen Gewichten und der gleichen Intensität wie vor Beginn der Diät. Viele reduzieren in der Diät jedoch das Trainingsgewicht oder wechseln sogar in einen höheren

Wiederholungsbereich. Die meisten denken, sie würden in einem höheren Wiederholungsbereich von 20 – 25 Wiederholungen mehr Fett verbrennen und dadurch schneller abnehmen. Wie du mittlerweile weißt, macht das allerdings keinen Sinn. Zum einen verbrennst du beim Training in diesem Bereich gar nicht signifikant mehr Fett und zum anderen wird bei einem Training mit 20 – 25 Wiederholungen pro Satz hauptsächlich die Kraftausdauer trainiert und nur zu sehr geringem Anteil das Muskelwachstum stimuliert. Du „pumpst" hier also mehr und sorgst für eine gute Durchblutung deiner Muskulatur. Das hat im Krafttraining zwar durchaus eine Daseinsberechtigung, bringt jedoch weniger für den Muskelschutz.

Es ist nicht nötig, die Wiederholungszahl oder die Intensität zu verändern; im Gegenteil: Dein vorrangiges Ziel sollte es sein, deine aktuellen Trainingsgewichte auch weiterhin zu bewältigen.

Trotzdem wirst du durch das Kaloriendefizit etwas schwächer werden. Das ist auch ganz normal, denn schließlich nimmst du auch weniger Energie über deine Ernährung auf. Um dennoch deine Trainingsgewichte zu halten, kannst du die Satzpausen verlängern. Dadurch dauert das Training zwar etwas länger, du schaffst es aber weiterhin das gleiche Volumen mit gleicher Intensität zu bewältigen. Wenn dies trotz längeren Pausen nicht mehr möglich ist, kannst du das Volumen auch auf mehr Sätze aufteilen.

Ein Beispiel:

In deinem aktuellen Trainingsplan führst du im Bankdrücken 3 Sätze mit 8 Wiederholungen und 100 kg aus. Zwischen jedem Satz machst du 90 – 120 Sekunden Pause. Das ergibt ein Volumen von 24 Wiederholungen für die Übung Bankdrücken.

Nun machst du eine Diät und merkst nach den ersten vier Wochen, dass deine Kraft nachlässt und du es nicht mehr schaffst, die 100 kg im 3x8-System zu bewegen. Nun hast du zwei Möglichkeiten:

- Du verlängerst die Pausenzeit von 90 – 120 auf 120 – 150 Sekunden.
- Du reduzierst die Wiederholungen und fügst dafür einen weiteren Satz hinzu: Statt 8 machst du nur noch 6 Wiederholungen pro Satz mit dem gleichen Gewicht, machst dafür aber 4 anstatt 3 Arbeitssätze. Ab jetzt bewegst du also 100 kg im 4x6-System. Dein neues Arbeitsvolumen beim Bankdrücken liegt nach wie vor bei 24 Wiederholungen, doch sollte es dir jetzt leichter fallen dieses zu absolvieren.

Generell gilt in einer Diät: Intensität vor Volumen. Es ist also wichtiger, die Intensität und die Trainingsgewichte weiterhin hoch zu halten, als die Wiederholungs- und Satzzahlen. Wenn alle Stricke reißen und du es, trotz der eben genannten Anpassungen, nicht schaffst deine Gewichte sauber zu bewegen, kannst du auch das Gesamtvolumen pro Muskelgruppe reduzieren. Selbst mit einem niedrigen Volumen kann die Muskelmasse in einer Diät erhalten werden, wenn weiterhin mit der gleichen Intensität trainiert wird. Wir können dem vorherigen Beispiel also eine dritte Möglichkeit hinzufügen:

- Du reduzierst das Volumen. Du führst z.B. weiterhin 3 Sätze aus, reduziert aber die Wiederholungszahl von 8 auf 6 Wiederholungen. Dein Volumen sinkt von 24 auf 18 Wiederholungen, doch die Intensität bleibt gleich.

Bei sehr langen und harten Diäten kann es dennoch passieren, dass du zum Ende hin auch deine Trainingsgewichte senken musst. Dies sollte aber erst so spät wie möglich passieren.

Solltest du schon zu Beginn der Diät deine Gewichte reduzieren müssen, solltest du dein Kaloriendefizit überprüfen. Eventuell isst du zu wenig Kohlenhydrate oder hast ein zu großes Defizit gewählt. Dann kannst du z.B. einfach 100 kcal pro Tag mehr essen und dann über zwei Wochen hinweg beobachten, ob sich deine Leistung wieder verbessert. Eine Diät sollte dich auf keinen Fall die wertvolle Muskulatur kosten, die du dir in monatelanger Arbeit aufgebaut hast. In diesem Fall solltest du lieber ein kleineres Defizit wählen und in Kauf nehmen, dass die Diät etwas länger dauert, als den Verlust von Muskelmasse zu riskieren.

ZUSAMMENFASSUNG VON KAPITEL 5

Die Trainingsplanung unterteilt sich in drei Trainingszyklen:

- Makrozyklus
- Mesozyklus
- Mikrozyklus

Der Makrozyklus beinhaltet das übergeordnete langfristige Trainingsziel, wie z.B. die Teilnahme an einem Wettkampf, und gliedert das Training in Phasen, um dieses Ziel bestmöglich zu erreichen. Er umschließt einen Zeitraum von drei bis zwölf Monaten. Der Makrozyklus besteht aus mehreren Mesozyklen, die in der Regel zwischen sechs und zwölf Wochen andauern. Die Mesozyklen unterteilen das Training in kurzfristige Teilziele, wie z.B. eine Kraftsteigerung im Bankdrücken um 5 kg innerhalb von sechs Wochen. Die Mesozyklen wiederum bestehen aus verschiedenen Mikrozyklen. Diese umfassen einen kleinen Zeitraum von etwa einer Woche und bilden die einzelnen Trainingseinheiten mit den entsprechenden Übungen, Intensitäten und dem Volumen ab.

Man periodisiert ein Training, um weiterhin Fortschritte zu sichern und die Entstehung von Plateaus zu vermeiden. Eine Trainingsperiodisierung macht meist erst bei fortgeschrittenen Sportlern Sinn, die bereits länger als ein Jahr konstant trainieren. Trainingsanfänger sollten sich zu Beginn des Trainings zunächst auf das Erlernen einer korrekten Übungsausführung konzentrieren. Der Trainingsreiz durch ein klassisches Mehrsatztraining ist hier in der Regel erstmal vollkommen ausreichend, um Fortschritte zu erzielen.

Generell unterscheidet man zwischen drei Hauptmodellen der Periodisierung:

- Lineare Periodisierung
- Nicht-lineare Periodisierung
- Wellenförmige Periodisierung

Lineare Periodisierung:

- Hauptmerkmal: Zwischen den Mesozyklen steigt die Intensität an, während das Volumen sinkt. Jeder Mesozyklus dauert ca. zwei bis drei Monate.
- Anwendungsbereich: Powerlifting und Kraftdreikampf
- Vorteil: Klare Strukturierung des Trainings, Fokus auf einen Trainingsbereich, wie z.B. die Kraftsteigerung.
- Nachteil: Durch lange Phasendauer besteht erhöhte Gefahr, dass Anpassungen aus Phase 1 wieder verloren gehen, da sie in den anderen Phasen nicht weiterhin mittrainiert werden.
- Blockperiodisierung als Lösung des Problems von Anpassungsverlust durch lange Trainingsphasen. Hier dauert eine Trainingsphase maximal einen Monat, sodass Anpassungen des Trainings besser erhalten bleiben.

Nicht-lineare Periodisierung

- Hauptmerkmal: Einteilung in Trainingsblöcke wie bei linearer Periodisierung. Es werden aber immer alle Intensitätsbereiche trainiert, wobei pro

Phase ein Fokusbereich ausgewählt wird. Hier werden im Aufbau auch die Gewichte erhöht, alle anderen Bereiche werden auf Erhalt trainiert.

- Anwendungsbereich: Bodybuilding
- Vorteil: Anpassungen gehen durch integriertes Erhaltungstraining nicht verloren.
- Nachteil: Eventuell zu kurze Eingewöhnungszeit pro Trainingsbereich, da Fokusbereiche sich immer recht schnell abwechseln.

Wellenförmige Periodisierung

- Hauptmerkmal: Permanenter Wechsel zwischen allen Wiederholungsbereichen:
- DUP = in jedem Training neuer Wiederholungsbereich für eine Übung (z.B. 1. Training Kniebeuge 4 – 6 Wiederholungen, 2. Training Kniebeuge 8 – 12 Wiederholungen)
- WUP = Wiederholungsbereiche der Übung variieren von Woche zu Woche
- Anwendungsbereich: Bodybuilding
- Vorteil: Alle Wiederholungsbereiche werden permanent trainiert, sodass keine Anpassungen verloren gehen und sowohl die myofibrilläre also auch die sarkoplasmare Hypertrophie stimuliert werden.
- Nachteil: Bedarf viel Detailplanung, damit Intensitätsbereiche gut aufeinander abgestimmt sind und kein Übertraining entsteht.

Beim Krafttraining in einer Diät ist das Hauptziel der Muskelerhalt. Hierfür ist es nicht nötig, in einen hohen Wiederholungsbereich von 20 – 25 Wiederholungen zu wechseln. Trainiere mit der gleichen Intensität wie vor der Diät. Wenn du Leistungseinbrüche verzeichnest, kannst du zwischen drei Anpassungsmaßnahmen wählen, wobei du diese in der folgenden Reihenfolge anwenden solltest:

- Verlängerung der Satzpausen.
- Reduzierung der Wiederholungen bei gleichzeitiger Steigerung der Satzzahl, sodass das Volumen gleich bleibt, aber das Trainingspensum wieder realisierbar ist.
- Reduzierung des Volumens durch weniger Sätze oder weniger Wiederholungen

Erst wenn diese drei Methoden ausgeschöpft sind, sollten die Trainingsgewichte reduziert werden, wenn es nötig ist.

6. TRAININGSDURCHFÜHRUNG

Nachdem du nun gelernt hast, welche Mechanismen bei deinem Training für den Muskelaufbau sorgen und wie du dein Training langfristig planen solltest, wird es in diesem Kapitel noch praxisorientierter. Es geht nämlich darum, wie genau du dein Training und die einzelnen Übungen durchführst.

ÜBUNGSAUSWAHL

Zuerst musst du deine Übungen wählen. Der Fokus sollte hierbei auf den Grundübungen liegen, gefolgt von Verbundübungen. Isolationsübungen sind nur eine Ergänzung. Um besser zu verstehen, wie die unterschiedlichen Übungen in diese drei Kategorien eingeordnet werden, sind nachfolgend einige der beliebtesten Übungen aufgelistet. Natürlich gibt es noch viele weitere.

Grundübungen sind:

- Kniebeugen
- Kreuzheben
- Bankdrücken
- Überkopfdrücken

Verbundübungen sind:

- Ausfallschritte
- Beinpresse
- Brustpresse
- Dips

- Klimmzüge
- Latzug
- Rudern

Isolationsübungen sind:

- Beinbeugen
- Beinstrecken
- Bizeps-Curls
- Fliegende
- Seitheben
- Shrugs
- Situps
- Trizepsdrücken
- Wadenheben

Die vier Grundübungen sind klar definiert. Verbundübungen erkennst du daran, dass sie mehrere Gelenke involvieren und mehrere Muskeln gleichzeitig belasten. Isolationsübungen hingegen belasten nur einen Muskel und involvieren nur ein Gelenk.

Geht es dir nur um den Muskelaufbau, ist es nicht zwingend notwendig die vier Grundübungen auszuführen. Sie sind jedoch sehr effektiv, da sie ein sehr großes Potenzial zum Kraftaufbau bieten. Außerdem belasten sie die größte Anzahl an Muskeln, wodurch ein sehr hoher Gesamtworkload erzeugt werden kann. Allerdings sind sie technisch sehr anspruchsvoll.

Wenn Freihantelübungen technisch korrekt ausgeführt werden, sind es meist sehr alltagsnahe Bewegungen. Dadurch sind sie ideal, um Verletzungen vorzubeugen. Sie haben eine große Koordinations- und Stabilisationskomponente. Übungen an Maschinen sind im Gegensatz dazu geführt und verbessern die Koordination und Stabilisation nicht. Darum wird man an ihnen auch weniger Kraft aufbauen. Das bedeutet jedoch nicht, dass sie gar nicht ins Training eingebaut werden sollten. Gerade zum Ende einer Trainingseinheit ist das zentrale Nervensystem schon stark ermüdet. Hier noch eine saubere Kniebeuge auszuführen wird aufgrund der hohen technischen Anforderungen sehr schwer.

Darum macht es Sinn, das Training mit den Übungen zu beginnen, die technisch anspruchsvoll sind und in denen man hohe Gewichte bewegen möchte. Anschließend kann man dann auf Kabeltürme und Maschinen zurückgreifen, um sich voll auf die muskuläre Ausbelastung zu konzentrieren. Der limitierende Faktor soll schließlich die Kraft und nicht die Koordination sind.

Die Übungsreihenfolge sollte die folgenden Grundsätze berücksichtigen:

· Verbundübungen vor Isolationsübungen
· schwere Gewichte vor leichten Gewichten
· Freihantelübungen vor Maschinenübungen
· große Muskeln vor kleinen Muskeln

Wenn du einen Ganzkörpertrainingsplan oder ein Oberkörper- Unterkörper-Training nutzt, kannst du entweder zuerst einen Muskel voll erschöpfen oder die Muskeln antagonistisch trainieren. Konkret bedeutet das, du könntest bei einem Oberkörpertraining zuerst alle Rückenübungen absolvieren und anschließend alle Brustübungen. Oder du wechselst sie immer ab und beginnst z.B. mit einer Rückenübung, absolvierst danach eine Brustübung und anschließend wieder eine Rückenübung, usw. Welche Methode du wählst ist dir überlassen. Sportler, die sehr viel Wert auf einen starken Pump und ein gutes Muskelgefühl legen, trainieren gerne zuerst eine Muskelgruppe komplett fertig und anschließend die andere.

Ich persönlich trainiere die Muskelgruppen lieber abwechselnd. Dies hat zwei Gründe: Zum einen schaffe ich dadurch häufig mehr Gesamtvolumen, da die Brust sich erholen kann, während ich den Rücken trainiere und umgekehrt. Zum anderen gelingt es mir so besser, die Entstehung von Dysbalancen zu vermeiden. Wenn ich zuerst den kompletten Rücken trainiere, bin ich nicht mehr so leistungsfähig, wenn ich mit den Brustübungen beginne. Auch wenn die Brustmuskulatur selbst noch nicht erschöpft wurde, wurde mein zentrales Nervensystem bereits belastet und auch die Motivation und Konzentration sind nach der Hälfte des Trainings nicht mehr so hoch.

Wenn du also immer zuerst einen Muskel vollständig trainierst, lohnt es sich verschiedene Oberkörpertrainingseinheiten innerhalb einer Woche zu planen, die dann abgewechselt werden. Oberkörpertraining A könnte mit allen Rückenübungen beginnen, gefolgt von den Brustübungen. Oberkörpertraining B beginnt dann mit den Brustübungen, gefolgt von den Rückenübungen.

WIEDERHOLUNGSZAHL

Die muskuläre Anpassung ändert sich, je nachdem wie viele Wiederholungen du pro Satz absolvierst. Durch wenige Wiederholungen baust du nicht nur Muskeln, sondern auch vermehrt Kraft auf *(Mangine et al., 2015)*.

Die verschiedenen muskulären Anpassungen lassen sich grob in vier Bereiche einteilen, die du in der folgenden Tabelle findest.

Wiederholungszahl	Anpassung
1 - 6	Verbesserung der intramuskulären Koordination. Es werden also mehr Muskelfasern in deiner Muskulatur aktiviert, wodurch du mehr Kraft hast.
6 - 8	Steigerung der myofibrillären Hypertrophie. Deine Muskelfasern verdicken sich, wodurch deine Muskeln größer und stärker werden.
8 - 12	Steigerung der sarkoplasmaren Hypertrophie. Das Zellvolumen deiner Muskeln steigt an; sie können mehr Energie speichern.
12 - 25	Steigerung der Kapillarisierung. Dadurch wird deine Muskulatur besser durchblutet. Die Muskeln erhalten so mehr Nährstoffe und bauen Stoffwechselendprodukte schneller ab. Das verbessert die Ausdauerfähigkeit und beschleunigt die Regeneration.

Auch wenn der Schwerpunkt der Anpassung verschoben werden kann, sind die Bereiche nicht streng voneinander getrennt. Auch bei 10 Wiederholungen wirst du noch Kraft aufbauen. Dies ist also kein absolutes Modell, sondern veranschaulicht lediglich, welche Anpassung im entsprechenden Wiederholungsbereich stärker forciert wird. Je nach Zielsetzung sind also einige Wiederholungsbereiche interessanter als andere. Wenn du primär Kraft aufbauen willst, ist der Bereich von 1 - 8 Wiederholungen am wichtigsten für dich. Möchtest du primär Muskulatur aufbauen, solltest du bevorzugt im Bereich von 6 - 12 Wiederholungen trainieren. Dennoch macht es Sinn, zumindest phasenweise, auch die anderen Bereiche in dein Training zu integrieren. Je stärker du als Bodybuilder bist, desto mehr Gewicht kannst du auch im Bereich von 6 - 12 Wiederholungen nutzen und desto mehr Muskulatur wirst du aufbauen. Je besser deine Kapillarisierung ist, desto schneller regenerierst du.

TIME UNDER TENSION

Meist wird mit Wiederholungszahlen gearbeitet, da diese in der Praxis leichter umzusetzen sind. Eigentlich ist jedoch die sogenannte „Time Under Tension", also die Zeit, in der der Muskel unter Spannung ist, wichtiger als die Wiederholungszahl. Eine Wiederholung beim Bankdrücken kann zehn oder auch nur drei Sekunden dauern. Beides würde jedoch als eine Wiederholung zählen. Wenn du die Dauer für eine Wiederholung aber immer etwa gleich lässt, kannst du einfach mit Wiederholungen rechnen, anstatt bei jedem Satz die Satzdauer zu stoppen. Für eine Wiederholung wird in der Regel eine Belastungsdauer von etwa vier Sekunden kalkuliert. Um einschätzen zu können wie viele Wiederholungen welcher Satzdauer entsprechen, zeigt die folgende Tabelle die Anpassungen des Muskels noch einmal bezogen auf die Satzdauer an.

Satzdauer	Anpassung
4 – 24 Sekunden	Verbesserung der intramuskulären Koordination. Es werden also mehr Muskelfasern in deiner Muskulatur aktiviert, wodurch du mehr Kraft hast.
24 – 32 Sekunden	Steigerung der myofibrillären Hypertrophie. Deine Muskelfasern verdicken sich, wodurch deine Muskeln größer und stärker werden.
32 – 48 Sekunden	Steigerung der sarkoplasmaren Hypertrophie. Das Zellvolumen deiner Muskeln steigt an; sie können mehr Energie speichern.
48 – 100 Sekunden	Steigerung der Kapillarisierung. Dadurch wird deine Muskulatur besser durchblutet. Die Muskeln erhalten so mehr Nährstoffe und bauen Stoffwechselendprodukte schneller ab. Das verbessert die Ausdauerfähigkeit und beschleunigt die Regeneration.

Würdest du jede Wiederholung gezielt ganz langsam ausführen (z.B. 10 Sekunden pro Wiederholung), würde dich dies also in einen anderen Anpassungsbereich schieben. Bei 10 Wiederholungen à 4 Sekunden liegst du im Bereich der sarkoplasmaren Hypertrophie. Wenn du nun 10 Wiederholungen à 10 Sekunden machst, wirst du dies nur mit einem leichteren Gewicht schaffen und landest im Bereich der Kapillarisierung. Damit ist der Anpassungseffekt der gleiche als hättest du ca. 25 Wiederholungen mit dem leichteren Gewicht absolviert.

KADENZ

Die Time Under Tension beschreibt zwar wie lange eine Wiederholung dauert, aber nicht welche Phase der Wiederholung dabei welchen Zeitraum einnimmt. Dies wird durch die Kadenz angegeben.

Eine Wiederholung setzt sich hierbei aus vier Phasen zusammen:

- exzentrische Phase
- Zeit bis zur konzentrischen Phase
- konzentrische Phase
- Zeit bis zur nächsten Wiederholung

Die exzentrische Phase beschreibt das Absenken des Gewichtes, also z.B. das Herunterlassen der Langhantel beim Bankdrücken. Die Zeit bis zur konzentrischen Phase beschreibt wie lange du mit der Langhantel auf der Brust verweilst, also ob du die Langhantel z.B. zwei Sekunden unter Spannung auf der Brust hältst oder ob du die Langhantel nur herunter führst und anschließend direkt wieder hochdrückst. Die konzentrische Phase ist dann das Hochdrücken der Langhantel. Anschließend folgt noch die Zeit bis zur nächsten Wiederholung.

Die Kadenz wird dabei meist in folgendem Schema angeben: 4-2-1-0, was in diesem Beispiel bedeutet:

- 4 Sekunden exzentrische Phase
- 2 Sekunden halten
- 1 Sekunde konzentrische Phase
- 0 Sekunden bis zur nächsten Wiederholung

In unserem Beispiel Bankdrücken würde es bedeuten, dass du die Langhantel langsam und kontrolliert für vier Sekunden absenkst, auf der Brust für zwei Sekunden unter Spannung hältst, anschließend explosiv beschleunigst und innerhalb von einer Sekunde nach oben drückst und dann ohne Pause direkt die nächste Wiederholung beginnst.

Manchmal werden bei der Kadenz auch nur drei Zahlen angegeben, also z.B. 4-0-1. Dieses Schema lässt die Dauer bis zur nächsten Wiederholung außer Acht. Bei einer weiteren Variante taucht ein x in der Formel auf, also z.B. 4-0-x-0. Das x bedeutet hierbei „so schnell wie möglich". In diesem Beispiel würdest du das Gewicht also für vier Sekunden absenken, dann ohne Pause so explosiv und schnell wie möglich beschleunigen und anschließend direkt zur nächsten Wiederholung übergehen.

Bei Grundübungen empfiehlt es sich eine kurze Atempause zwischen den einzelnen Wiederholungen einzulegen. Auch am untersten Punkt kurz die Spannung zu halten kann dabei helfen eine saubere Trainingstechnik zu gewährleisten. Bei Isolationsübungen können diese Werte problemlos auf null gesetzt werden.

BEWEGUNGSAMPLITUDE

Die Bewegungsamplitude - oder auch „Range of Motion" genannt - beschreibt, bis zu welchem Umfang eine Übung ausgeführt wird, also ob du z.B.

bei der Kniebeuge bis ganz nach unten gehst („ass to grass") oder stoppst, wenn deine Knie im 90°-Winkel stehen. Das Ziel sollte es sein, jede Bewegung in vollem Umfang auszuführen, also so weit wie es für die Gelenke vorgesehen ist. Frauen sind häufig in einigen Gelenken hypermobil, z.B. im Ellenbogen, und sollten darauf achten, diese Gelenke nicht zu überstrecken.

Wenn die Bewegung nur halb ausgeführt wird, kann dies zu Dysbalancen führen, da die Muskeln je nach Gelenkwinkel eine natürliche Kraftkurve haben. In manchen Winkeln können sie mehr Kraft aufbringen als in anderen. Trainierst du jedoch nur einen Winkel, wird der Muskel auch primär in diesem Winkel stärker und die natürliche Kraftkurve verändert sich. Das kann die Leistungsfähigkeit senken und die Verletzungsgefahr erhöhen. Außerdem werden manche Muskeln so unbewusst weniger beansprucht. Wenn du beim Bankdrücken immer nur so weit runter gehst, bis deine Ellenbogen einen 90°-Winkel aufweisen, kannst du zwar mehr Gewicht bewegen, da der Arbeitsweg kürzer ist, aber deine Brust wird dennoch weniger wachsen. Zu Beginn der Bankdrückbewegung arbeiten primär der Trizeps und die Schultern. Je tiefer du mit der Stange runter gehst, desto stärker wird die Brust involviert und gedehnt. Wer beim Bankdrücken also nur halbe Wiederholungen ausführt, verschenkt Potenzial für seine Brustmuskulatur und riskiert eine Dysbalance zwischen Schulter, Armen und Brust. Zusätzlich ist es ein gutes Mobility-Training, die volle Bewegungsamplitude zu nutzen. Wenn du eine tiefe Kniebeuge ausführst und dein Körper lernt, sich in dieser Position zu stabilisieren und Kraft zu entwickeln, wirst du diese Beweglichkeit auch ohne zusätzliches Mobility-Training behalten. Natürlich solltest du die Bewegung immer nur so weit ausführen, wie es mit einer sauberen Technik für dich möglich ist. Es ist nicht Sinn der Sache, dich in eine tiefe Kniebeuge zu zwingen, wenn dabei dein unterer Rücken stark einrundet („Buttwink"). Wenn es deine Beweglichkeit noch nicht zulässt, eine Übung in vollem Umfang auszuführen, absolviere sie vorerst nur so weit wie mit sauberer Technik möglich und arbeite nebenher gezielt an deiner Beweglichkeit. So kannst du deine Bewegungsamplitude mit der Zeit immer weiter vergrößern und schließlich in deiner vollen Range of Motion trainieren.

Da ich die Kniebeuge bereits angesprochen habe, möchte ich an dieser Stelle noch einen Mythos aus dem Weg räumen, der sich sehr hartnäckig hält und zwar, dass es schädlich für die Knie sei, sie beim Squaten über die Fußspitze hinaus zu schieben. Dies ist jedoch nicht nur absolut ungefährlich; es ist sogar notwendig, um mit geradem Rücken in die tiefe Hocke zu kommen. Während die Belastung auf die Knie durch das Nachvorneschieben nur minimal ansteigt, wird die Belastung auf die Hüfte stark reduziert. Werden die Knie hinter der Fußspitze gehalten, muss das Gesäß deutlich weiter nach hinten geschoben werden, wodurch die Belastung auf die Hüfte um bis zu 300 % ansteigt *(Fry et al., 2003)*. Die Knie über die Fußspitze hinaus zu schieben ist also nicht nur erforderlich, sondern auch gelenkschonender.

SATZPAUSEN

Die Satzpausen haben einen großen Einfluss auf unsere Trainingsleistung. Nur wenn wir genug Erholung zwischen den Sätzen haben, können wir maximale Leistungen erbringen. Grundsätzlich sorgen längere Pausen dafür, dass mit höheren Lasten trainiert werden kann *(Schoenfeld et al., 2016)*. Da dies eine hohe mechanische Last mit sich bringt, macht es Sinn, gerade bei den ersten Übungen einer Trainingseinheit, lange Pausenzeiten einzuhalten und hohe Gewichte zu nutzen. Kurze Pausenzeiten ermöglichen es dem Muskel nicht, viele Stoffwechselendprodukte abzutransportieren, wodurch ein höherer metabolischer Stress entsteht *(Buresh et al., 2009)*. Für den Muskelaufbau ist es aber wichtiger, genügend Workload zu absolvieren als gezielt metabolischen Stress anzuhäufen. Ein hoher Workload wird eher durch längere Pausenzeiten sichergestellt. Kürzere Pausenzeiten sorgen also nicht automatisch für mehr Muskelhypertrophie, schaden aber auch nicht, solange genug Workload erreicht wird *(Fink et al., 2017)*.

Es gibt noch zwei weitere Faktoren, die die Pausenzeit beeinflussen und zwar die Komplexität einer Übung sowie das Ausmaß der Belastung des zentralen Nervensystems. Je anspruchsvoller die Übung ist und je schwerer sie ausgeführt wird, desto stärker wird auch das zentrale Nervensystem belastet. Auch dies kann längere Pausenzeiten nötig machen.

Als letzter Faktor muss natürlich noch die gesamte Dauer einer Trainingseinheit mit in die Planung einbezogen werden. Wenn du nach jedem Satz fünf Minuten Pause machen musst, kann dies dein Training beträchtlich in die Länge ziehen. Solltest du also nur sehr wenig Zeit für dein Training haben, ist es ratsamer, die Pausen kürzer zu halten und die Trainingsintensität dafür etwas zu reduzieren, damit du dein gesamtes Trainingspensum in der vorhandenen Zeit absolvieren kannst. Alternativ kannst du Supersätze nutzen, um Zeit zu sparen. Bei Supersätzen werden zwei Übungen miteinander kombiniert. Statt nach einem Satz Bankdrücken eine Pause zu machen, könntest du also z.B. direkt einen Satz Fliegende anschließen. Erst danach legst du eine Pause ein und fährst anschließend mit einem weiteren Satz Bankdrücken, direkt gefolgt von einem Satz Fliegenden fort. Diese Methode führt zwar zu einem hohen metabolischen Stress, senkt jedoch meist den Gesamtworkload deutlich ab und führt schneller zu Muskelversagen. Darum sollte eher auf antagonistische Supersätze zurückgegriffen werden. Hierbei werden zwei Übungen kombiniert, die die jeweiligen Gegenspieler trainieren. Auf einen Satz einer Brustübung würde also ein Satz einer Rückenübung folgen. Da Grundübungen das zentrale Nervensystem sehr stark belasten, sind sie nicht für Supersätze geeignet. Isolationsübungen bieten sich hierfür besser an. Eine beliebte Vorgehensweise besteht z.B. darin, einen Satz Bizeps-Curls auszuführen und dann ohne Pause zum Trizepsdrücken zu wechseln. Das zentrale Nervensystem wurde durch die Bizeps-Curls nicht stark belastet und auch der Trizeps wurde dabei nicht erschöpft. Dies ist der ideale Weg, um Zeit zu sparen und dennoch 100 % Leistung zu erbringen.

Faktoren, die die Pausenzeit beeinflussen:

- Ausmaß der Belastung des zentralen Nervensystems
- Höhe des Trainingsgewichtes
- Komplexität der Übung
- Trainingsdauer

Viele Sportler mit einem guten Körpergefühl achten bei den Pausenzeiten nicht auf eine genaue Minutenanzahl, sondern spüren, wann sie wieder bereit sind. Hierfür kann auch die Atmung als Indikator dienen. Wenn du nach einem schweren Satz Kniebeugen stark hechelst, solltest du mit dem nächsten Satz warten bis du wieder ruhig und normal atmen kannst. Du kannst aber natürlich auch konkrete Minutenzahlen als Orientierung nutzen. Bei Grundübungen solltest du generell längere Pausen einhalten, da sie das zentrale Nervensystem stärker beanspruchen, wodurch die Leistungsfähigkeit sinkt und die Verletzungsanfälligkeit steigt. Ansonsten kannst du dich nach der Trainingsintensität richten. Bei hohen Intensitäten und somit niedrigen Wiederholungszahlen brauchst du längere Pausen. Die folgende Tabelle gibt dir einige Richtwerte für die empfohlene Pausenlänge je nach Wiederholungszahl.

Wiederholungszahl	Pausenzeit
1 - 5	3 - 5 Minuten
6 - 8	1,5 - 3 Minuten
9 - 12	1 - 1,5 Minuten
> 12	0,5 - 1 Minute

MUSCLE CONFUSION

In gewisser Weise ist es tatsächlich sehr wichtig den Muskel zu „verwirren". Der Begriff „Muscle Confusion", also Muskelverwirrung, ist hierbei aber sehr irreführend. Was die Muskulatur benötigt ist ein neuer Reiz, den sie bisher nicht gewohnt war oder kurz gesagt: Du musst dich im Training progressiv steigern *(Todd et al., 2012)*. Dieses Konzept wurde bereits in den Grundlagen zu Beginn des Buches erklärt. Schon eine Steigerung deines Trainingsgewichts bei der Kniebeuge um 2,5 kg „verwirrt" deinen Muskel also in gewisser Weise, da er einen Reiz erfährt, den er so noch nicht kennt.

Häufig wird dieses Phänomen jedoch fehlinterpretiert. Sportler denken, sie müssten verrückte Übungen absolvieren, dürften keine Pause mehr zwischen den Sätzen machen, sollten immer wieder neue Intensitätstechniken ausprobieren oder ihre Übungen in jedem Training wechseln. Das ist jedoch nicht notwendig und mitunter auch nicht zielführend. Natürlich bedeutet das nicht, dass man seine Übungen nie wechseln darf. Aber wenn man eine Übung sehr lange ausführt, wird man sehr gut darin, da der Körper lernt, die Bewegung sicherer und effektiver auszuführen. Dadurch kann man höhere Gewichte benutzen und einen größeren Reiz setzen. Außerdem entstehen weniger Mikrotraumata in der Muskulatur. Diese sind zwar bis zu einem gewissen Grad erwünscht, werden es jedoch zu viele, verlängert sich die Regenerationszeit unnötig. Eine Übung zu häufig zu wechseln sorgt also eher dafür, dass du dich nicht progressiv steigerst. Damit das Training nicht zu eintönig wird oder falls bestimmte Anpassungen ausbleiben, sollte das Training periodisiert werden *(Rhea & Alderman, 2004)*.

Wenn du dein Training regelmäßig umstellen möchtest, reichen kleine Änderungen bereits aus, wie beispielsweise vom Langhantelrudern zum Kurzhantelrudern zu wechseln. Grundübungen solltest du möglichst selten austauschen. Bei Isolationsübungen kannst du dafür deutlich mehr Variation einbringen, da bei ihnen der Fokus nicht auf einer hohen mechanischen Last liegt und der Bewegungsablauf nicht so komplex ist. Du solltest also nicht in jeder Trainingseinheit komplett neue Übungen wählen, sondern dich darauf konzentrieren, eine progressive Steigerung zu erreichen und dein Training gezielt zu periodisieren.

ZUSAMMENFASSUNG VON KAPITEL 6

Nicht nur langfristig sollte dein Training gut strukturiert sein, auch die einzelne Trainingseinheit sollte gut geplant werden. Zuerst musst du festlegen, welche Übungen du in dein Training einbauen möchtest. Die Übungsreihenfolge sollte die folgenden Grundsätze berücksichtigen:

• Verbundübungen vor Isolationsübungen
• schwere Gewichte vor leichten Gewichten
• Freihantelübungen vor Maschinenübungen
• große Muskeln vor kleinen Muskeln

Nun musst du festlegen, wie viele Sätze und Wiederholungen du absolvierst. Die Satzzahl richtet sich nach dem benötigten Volumen. Je nachdem wie viele Wiederholungen du pro Satz durchführst, fokussierst du dein Training auf eine andere Anpassung der Muskulatur. Hierbei geht es jedoch mehr um die Zeit, die der Muskel unter Spannung steht, da eine Wiederholung sehr schnell oder auch sehr langsam ausgeführt werden kann. Da eine genaue Zeitmessung jedoch nicht sehr praxistauglich ist, wird meist nur mit Wiederholungszahlen gearbeitet, wobei für eine Wiederholung eine Spannungsdauer von etwa vier Sekunden kalkuliert wird.

Jede Wiederholung besteht dabei aus vier Phasen:

• exzentrische Phase
• Zeit bis zur konzentrischen Phase

- konzentrische Phase
- Zeit bis zur nächsten Wiederholung

Jede Wiederholung sollte im größtmöglichen Bewegungsumfang bei korrekter Technik ausgeführt werden. Nach jedem Arbeitssatz erfolgt eine Pause. Je komplexer die Übung ist, desto länger sollte die Pause sein. Bei Grundübungen sollte darum grundsätzlich etwas mehr Zeit eingeplant werden als bei Isolationsübungen. Auch bei hohen Intensitäten wird eine längere Erholungspause benötigt. Du solltest versuchen, dich von Training zu Training progressiv zu steigern. Dadurch erfährt die Muskulatur neue, ungewohnte Reize und wird zum Wachstum angeregt. Eine Verwirrung des Muskels darüber hinaus ist nicht nötig. In jedem Training neue Übungen durchzuführen ist sogar kontraproduktiv.

7. STAGNATION

Trainingsanfänger machen von Woche zu Woche neue Fortschritte. Teilweise können sie sogar in jedem Training die Gewichte erhöhen. Je länger du jedoch trainierst, desto kleiner werden die Fortschritte. Es kann auch immer wieder zu Phasen kommen, in denen du komplett stagnierst. Dabei machst du zwar vielleicht sogar noch Fortschritte, diese sind jedoch so klein, dass man sie kaum noch messen kann.

Hier hilft es regelmäßig Vergleichsfotos zu machen und ein Trainingstagebuch zu führen. So können Verbesserungen auch nach vielen Monaten noch festgestellt werden. Es ist aber auch möglich, dass du tatsächlich keine Fortschritte mehr machst. In diesem Fall solltest du dein Training umstellen. Eine solche Stagnation tritt in der Regel in einer der folgenden drei Situationen auf:

- Du trainierst zu viel.
- Du trainierst zu wenig.
- Du isst zu wenig.

Vor allem sehr motivierte Sportler trainieren häufig zu schwer und zu oft. Ihr Körper muss dann so viele Muskelschäden reparieren, dass keine Zeit mehr für die Superkompensation bleibt. Besteht dieser Zustand über längere Zeit hinweg, gerät der Sportler ins Übertraining. Ein hohes Trainingsvolumen ist zwar wichtig, es sollte aber auch nur so viel sein wie du noch regenerieren kannst. Mehr zu trainieren bringt leider nicht automatisch mehr Erfolge.

Andere Menschen sind eher zu faul und lassen ihr Training immer mal wieder schleifen. Wer gar nicht mehr ins Training geht, ist sich darüber meist bewusst. Nachlässigkeit kann sich aber auch unbewusst einschleichen: Die letzte Übung des Trainings wird ausfallen gelassen, da die Maschine besetzt ist; statt der Beinpresse wird heute nur der Beinstrecker gemacht; aus Zeitgründen werden nur drei statt vier Sätze absolviert; usw. Einzeln betrachtet scheinen diese kleinen Veränderungen keinen Unterschied zu machen. Die Person hat weiterhin das Gefühl regelmäßig und beherzt zu trainieren. Dennoch kann das Trainingspensum dadurch unterbewusst so weit gesenkt werden, dass keine Fortschritte mehr erzielt werden. Dieses Phänomen beobachtet man häufig auch bei Sportlern, die keinen festen Plan verfolgen und nicht auf eine konstante Progression achten. Wenn du also aktuell nur nach Gefühl trainierst und deine Leistung stagniert, kann es Sinn machen, dir einen klaren Trainingsplan aufzustellen und deine Progression wieder zu protokollieren.

Es ist aber auch möglich, dass du im Training tatsächlich alles richtig machst, jedoch einfach nicht ausreichend isst; entweder nicht genug Gesamtkalorien oder nicht genug Eiweiß. Auch auf Kohlenhydrate solltest du nicht verzichten, da die Fülle der Glykogenspeicher in der Muskulatur dem Körper ein Feedback gibt, ob er weitere Muskulatur aufbauen soll oder nicht. Es nützt dir nichts, den perfekten Trainingsreiz zu setzen, wenn anschließend nicht genug Nährstoffe vorhanden sind, um die entstandenen Schäden zu reparieren und neue Muskulatur aufzubauen.

MUSKELVERSAGEN

Auch ein Training bis zum Muskelversagen kann die Fortschritte ausbremsen. Von Muskelversagen wird dann gesprochen, wenn man nicht mehr eigenständig dazu in der Lage ist, noch eine technisch korrekte Wiederholung auszuführen; wenn du also z.B. beim Bankdrücken die Langhantel nicht mehr allein hochdrücken kannst und ein Partner dir dabei helfen muss. Das größte Problem hierbei ist, dass ein Training bis zum Muskelversagen sehr stark ermüdet. Je schneller man erschöpft ist, desto weniger Workload kann man anhäufen.

Viele Sportler spüren dies bereits im nächsten Arbeitssatz. Wenn du z.B. 10 Wiederholungen Bankdrücken mit 100 kg ausführst und dafür bis zum Muskelversagen gehen musstest, wirst du im nächsten Satz keine 10 Wiederholungen mehr schaffen. Du machst im nächsten Satz also nur noch 7 Wiederholungen mit 100 kg und im dritten Satz nur noch 5 Wiederholungen. Damit hast du insgesamt 22 Wiederholungen mit 100 kg absolviert und somit einen Workload von 2.200 kg erreicht. Hättest du im ersten Satz statt 10 Wiederholungen nur 8 gemacht, wäre deine Muskulatur nicht so stark erschöpft gewesen und du hättest vermutlich in allen drei Sätzen 8 Wiederholungen geschafft. Damit hättest du insgesamt 24 Wiederholungen mit 100 kg absolviert, was einem Workload von 2.400 kg entspricht. Natürlich ermüdet das Training immer, also je mehr und länger du trainierst, desto erschöpfter wird deine Muskulatur. Ein Training bis zum Muskelversagen ermüdet jedoch deutlich stärker und schneller als ein Training mit gleichem Pensum, bei dem nicht bis zum Äußersten trainiert wird *(Morán-Navarro et al., 2017)*.

In einer Studie aus dem Jahr 2017 wurde getestet, welche Trainingsform die Probanden stärker erschöpft: 3 Sätze à 10 Wiederholungen mit Training bis zum Muskelversagen oder 6 Sätze à 5 Wiederholungen. Da für beide Varianten die gleiche Intensität genutzt wurde, mussten die Probanden bei 6 Sätzen à 5 Wiederholungen bei keinem Satz bis zum Muskelversagen gehen. Dennoch wurde in beiden Varianten der gleiche Workload absolviert. Die Studie kam zu dem Ergebnis, dass die Variante mit 6 Sätzen à 5 Wiederholungen deutlich weniger Regenerationszeit benötigte und die Sportler schneller erneut ins Training gehen konnten *(Morán-Navarro et al., 2017)*.

Auch für die Kraftentwicklung und den Muskelaufbau ist ein Training bis zum Muskelversagen nicht notwendig. Wenn der Workload gleich ist, werden die gleichen Fortschritte erzielt, auch wenn bei keinem Satz das Muskelversagen erreicht wird *(Davies et al., 2016; Sam-*

spon & Groeller, 2016; Martorelli et al., 2017; Nóbrega et al., 2018). Es ist also wichtiger, sich auf die Intensität und das Volumen statt auf das Erreichen von Muskelversagen zu fokussieren *(Willardson et al., 2008)*. Da man durch ein Training bis zum Muskelversagen oft weniger Workload bewältigen kann, sollte nicht gezielt bis zum Muskelversagen trainiert werden. Dies gilt vor allem für die ersten Übungen einer Trainingseinheit, die mit hoher Intensität durchgeführt werden.

Lediglich wenn es darum geht viel metabolischen Stress anzuhäufen, kann ein gezieltes Training bis zum Muskelversagen punktuell Sinn machen. Bei Übungen mit leichten Gewichten werden nicht direkt alle Muskelfasern rekrutiert. Im Laufe eines Satzes werden die aktiven Muskelfasern erschöpft und neue Muskelfasern hinzugeschaltet.

Je näher man dabei ans Muskelversagen trainiert, desto mehr Fasern erschöpft man und desto mehr metabolischen Stress erzeugt man somit. Aber auch hier sollte ein Training bis zum Muskelversagen nur sehr punktuell, in den letzten Isolationsübungen oder sogar nur in den letzten Arbeitssätzen eines Trainings, genutzt werden. Ansonsten verlängert sich die Regenerationszeit bis zum nächsten Training zu sehr. Um dies zu vermeiden, kann man auch diese Methode periodisieren. Gerade als erfahrener Sportler muss man höhere Intensitäten nutzen und dichter am Wiederholungsmaximum trainieren, um weiterhin Fortschritte zu machen. Darum können gezielt Phasen in den Trainingsplan eingebaut werden, in denen bei den Isolationsübungen bis zum Muskelversagen trainiert wird. Darauf sollte dann wieder eine Phase folgen, in der auf ein Training bis zum Muskelversagen verzichtet wird *(Willardson, 2007)*.

Auf sogenannte Intensitätstechniken sollte grundsätzlich verzichtet werden. Hierbei wird mitunter sogar davon gesprochen, über das Muskelversagen hinaus zu trainieren, was nur durch eine Reduktion der Gewichte oder mithilfe eines Partners möglich ist.

Die bekanntesten Intensitätstechniken sind:

- Dropsätze
- nur die exzentrische Phase ausführen
- Partnerhilfe
- Rest-Pause-Sätze
- Schwung holen
- Supersätze
- Teilwiederholungen

Da dieses extreme Training bis zum Muskelversagen keinen Vorteil für den Muskelaufbau bringt, aber die Regenerationszeit enorm verlängert und die Verletzungsgefahr erhöht *(Davies et al., 2016)*, gehe ich auf die verschiedenen Methoden nicht weiter ein.

ÜBERTRAINING

Ich habe bereits angesprochen, dass mehr zu trainieren nicht unbedingt bedeutet auch mehr Fortschritte zu machen. Mehr zu trainieren ist nur dann effektiver, wenn dein Körper dieses Trainingspensum auch tolerieren kann; ansonsten wirst du sogar Rückschritte machen. Wenn du mehr trainierst als dein Körper tolerieren kann, nennt man das „Overreaching" *(Kreher & Schwartz, 2012)*.

Während Anfänger nie overreachen müssen, um Fortschritte zu erzielen, kann es für erfahrene Sportler durchaus Sinn machen, ab und zu bewusst ins Overreaching zu gehen, um sich weiterhin zu steigern. Overreaching sollte jedoch immer nur punktuell eingesetzt werden. Wenn du jedoch mehr trainierst als du regenerieren kannst und dieser Zustand zwei bis drei Wochen anhält, spricht man von Übertraining.

Anzeichen für Übertraining sind:

- Appetitlosigkeit
- Gelenk- und Sehnenschmerzen
- geminderte Leistungsfähigkeit
- Kraftverlust
- Müdigkeit
- Schlafstörungen
- schwaches Immunsystem

Training ist notwendig für den Muskelaufbau, zu viel Training kann aber zu Stagnation und Krankheit führen. Dieses Prinzip lässt sich sehr gut mit dem Sonnenbaden vergleichen. Wenn du dich in die Sonne legst, wirst du braun. Natürlich muss die Sonne dafür eine gewisse Intensität haben, ebenso wie dein Trainingsgewicht eine Mindestintensität von 50 % deines One-Rep Max betragen muss. Je höher die Intensität der Sonne (z.B. Mittagssonne), desto stärker wirst du gebräunt; desto kürzer tolerierst du das Sonnenbaden aber auch. Auch wenn du statt 10 Minuten ganze 20 Minuten in der Sonne liegst (mehr Volumen), wirst du stärker gebräunt. Aber was passiert, wenn du sehr lange bei sehr hoher Intensität in der Sonne liegst? Richtig, du bekommst einen Sonnenbrand. Dieser ist nicht nur schmerzhaft und gesundheitsschädlich, sondern auch ineffektiv. Statt einer schön gebräunten Haut, hast du nun rote Stellen am ganzen Körper. Nach einigen Tagen löst sich die geschädigte Hautschicht ab und was übrig bleibt ist eine minimale Bräune. Hättest du dich nur halb so lang in die Sonne gelegt, hätte deine Haut einen schönen Braunton erhalten, ohne geschädigt zu werden.

Beim Krafttraining scheint es so zu sein, dass ein Übertraining eher durch zu viel Volumen als durch eine zu hohe Intensität erreicht wird *(Schoenfeld, 2010)*. Das bedeutet jedoch nicht, dass man immer mit maximaler Intensität trainieren sollte. In einer Studie sollten die Probanden für zwei Wochen an sechs Tagen pro Woche einen Maximalkrafttest machen. Dadurch reduzierte sich ihre Maximalkraft um 9 - 16 % *(Fry et al., 1994)*. Du solltest dich also an die Empfehlung von 65 – 90 % Intensität im Training halten. Je mehr Fokus du auf den Kraftaufbau legen möchtest und je länger du bereits trainierst, desto öfter kannst du bis zu 90 % Intensität gehen. Möchtest du primär Muskulatur aufbauen oder bist ein Trainingsanfänger, solltest du dich eher an 65 % orientieren. Das Volumen solltest du mit 40 - 70 Wiederholungen pro Muskelgruppe pro Trainingseinheit einplanen. Jeder Muskel sollte hierbei zwei- bis dreimal pro Woche trainiert werden.

Um Übertraining zu vermeiden, solltest du sehr sensibel für die oben aufgeführten Anzeichen sein. Es ist jedoch gar nicht so einfach, diese bei sich selbst festzustellen *(Saw et al., 2016)*. Darum kannst du auch deine Herzfrequenzvariabilität (HRV, englisch „heart rate variability") messen *(Dong, 2016)*. Hierbei wird mit einem Brustgurt die Zeit zwischen den einzelnen Herzschlägen gemessen, wobei Rhythmus und Gleichmäßigkeit Rückschlüsse auf den Regenerationszustand erlauben.

Wenn du feststellst, dass du dich im Overreaching oder sogar im Übertraining befindest, solltest du einen sogenannten „Deload" oder sogar eine komplette Trainingspause einlegen *(Ogasawara et al., 2011)*. Wenn es dir schwer fällt rechtzeitig zu erkennen wann Deloads nötig sind, baue sie einfach als festen Bestandteil alle sechs bis acht Wochen in deinen Trainingsplan ein.

DELOAD

Ein Deload ist eine Phase von ein bis zwei Wochen, in der bewusst weniger trainiert wird. Meist wird hierbei das Volumen halbiert und die Intensität um 25 - 50 % gesenkt.

Ein Deload wird primär in den folgenden drei Situationen eingesetzt:

- bei Stagnation
- nach Overreaching
- bei Übertraining

Wenn du im Übertraining warst, macht es sogar Sinn, ein bis zwei Wochen gar nicht zu trainieren, damit sich dein Körper vollständig erholen kann. In den anderen Fällen ist es jedoch lohnender, einen Deload statt einer kompletten Trainingspause einzubauen. Wenn du weniger trainierst, hältst du deine Kraftwerte weiterhin aufrecht, während eine komplette Trainingspause meist für einen Kraftverlust sorgt. Zusätzlich desensibilisiert sich dein Körper bei einer Trainingspause sehr stark, sodass du ihn anschließend erst wieder an die Belastung gewöhnen musst. Wenn sich eine Trainingspause nicht vermeiden ließ, solltest du anschließend zunächst mit einem Ganzkörpertraining wieder einsteigen und Intensität und Volumen langsam steigern. Nach einem Deload erreichst du deine alten Trainingsgewichte deutlich schneller wieder. Wenn du im Übertraining bist, sollte sich auch dein zentrales Nervensystem komplett erholen können, weshalb ein komplettes Aussetzen des Trainings in Form einer Trainingspause sinnvoll ist. Bist du jedoch nur im Overreaching, unterstützt das leichtere Training eines Deloads die Durchblutung deiner Muskulatur, was deine Regeneration fördert.

ZUSAMMENFASSUNG VON KAPITEL 7

Eine Stagnation entsteht meist durch eine von drei Situationen:

- Du trainierst zu viel.
- Du trainierst zu wenig.
- Du isst zu wenig.

Während es relativ einfach ist, zu wenig Training oder zu wenig Essen zu erkennen und entsprechend zu optimieren, ist es deutlich schwerer abzuschätzen, wann man zu viel trainiert. Insbesondere fortgeschrittene Sportler müssen dichter an ihrem Limit trainieren als Anfänger. Dennoch sollte nur sehr punktuell und gezielt bis zum Muskelversagen trainiert werden. Lediglich Isolationsübungen, die den metabolischen Stress erhöhen sollen, dürfen bis zum Muskelversagen ausgeführt werden, da ein derartiges Training die Regenerationszeit verlängert und oftmals den absolvierten Gesamtworkload senkt. Bei gleichem Workload bietet ein Training bis zum Muskelversagen keine Vorteile für die Kraftentwicklung oder den Muskelaufbau.

Wenn man nur kurzfristig bis an sein persönliches Limit geht, spricht man von overreachen. Für fortgeschrittene Sportler ist dies eine effektive Methode, die periodisch in den Trainingsplan eingebaut werden sollte. Anfänger sollten nicht bis an ihr Trainingslimit gehen. Wenn man für zwei bis drei Wochen mehr trainiert als man regenerieren kann, spricht man von Übertraining.

Typische Anzeichen von Übertraining sind:

- Appetitlosigkeit
- Gelenk- und Sehnenschmerzen
- geminderte Leistungsfähigkeit
- Kraftverlust
- Müdigkeit
- Schlafstörungen
- schwaches Immunsystem

Um sich vor Übertraining zu schützen und ausreichend erholen zu können, sollten regelmäßige Deloads genutzt werden. Ein Deload dauert ein bis zwei

Wochen, in denen das Volumen halbiert und die Intensität um 25 – 50 % gesenkt wird. Eine solche Trainingsphase sollte etwa alle sechs bis acht Wochen erfolgen.

8. REGENERATION

Die zwei wichtigsten Faktoren für eine schnelle Regeneration sind die Ernährung und die Erholung.

In puncto Ernährung gilt es vor allem auf eine ausreichende Nährstoffzufuhr zu achten, genug Kalorien, Eiweiß, usw. zu essen. Wie viel du wovon benötigst wird im Kapitel zur Ernährung genau erklärt. Da durch das Training Mikrotraumata entstehen und somit Entzündungsprozesse ausgelöst werden *(Vollaard et al., 2005)*, sollte zusätzlich auf reichlich Antioxidantien und ausreichend Omega-3 geachtet werden. Auch ein Post-Workout-Shake kann die Regeneration beschleunigen, wobei das Mahlzeiten-Timing jedoch bei weitem nicht so wichtig ist wie die absolut zugeführte Nährstoffmenge. Umso weniger Kalorien du isst und je mehr du trainierst, desto relevanter wird der Post-Workout-Shake.

Um genug Erholung zu haben, sollte vor allem das Training optimal geplant werden, damit kein Übertraining entsteht. Außerdem ist ausreichend Schlaf sehr wichtig, da hier am meisten Regenerationsprozesse ablaufen. Am Morgen wird das Hormon Cortisol ausgeschüttet, um uns wach zu machen. Während eine punktuelle Cortisolausschüttung ganz normal ist, führt ein dauerhaft erhöhter Cortisolspiegel zu Problemen, da dann die Fetteinlagerung im Bauchraum begünstigt und die Muskulatur abgebaut wird. Durch Schlafmangel oder stark verschobene Tag-Nacht-Rhythmen wird das Hormon Cortisol schon früher in der Nacht ausgeschüttet und bleibt den Tag über länger erhöht. Darum empfiehlt es sich, eine feste Abendroutine zu etablieren und das Blaulicht am Abend aus elektronischen Geräten zu filtern. Am besten ist es ein bis zwei Stunden vor dem Schlafen gar nicht mehr vor dem Handy, Computer oder Fernseher zu sitzen. Stattdessen bietet es sich an ein Buch zu lesen, da dies kein Licht ausstrahlt, nicht flackert und uns nicht ermüdet.

Auch durch Stress wird Cortisol ausgeschüttet. Das macht auch durchaus Sinn, da Cortisol sehr schnell Energie freisetzt. Es mobilisiert dabei allerdings nicht nur Fette und Kohlenhydrate, sondern auch Aminosäuren, die dafür mitunter aus der Muskulatur gelöst werden. Dieser Mechanismus kann einem in „fight or flight"-Situationen das Leben retten. Normalerweise ist der Cortisolspiegel dann aber nur sehr kurz erhöht. Durch den stetigen Stress in Alltag und Job, den viele Menschen haben ist das Hormon jedoch dauerhaft erhöht und behindert somit den Muskelaufbau.

Du kannst deine Erholung jedoch aktiv unterstützen. Hierbei hilft alles, was Stress reduziert oder deine Muskeln durchblutet. So sind Massagen und Saunagänge beispielsweise ideal. Beides sollte jedoch eher an Ruhetagen durchgeführt werden. Eine Massage direkt nach dem Training könnte den Muskelkater unnötig verstärken und ein Saunabesuch entwässert den Körper und belastet das zentrale Nervensystem nach dem Training zusätzlich, was die Regeneration verlängern würde. An Ruhetagen hat man jedoch keine Trainingsbelastung, sodass dies kein Problem ist. Außerdem wird so die Durchblutung der Muskulatur angeregt, was dabei hilft neue Nährstoffe in die Zellen zu schleusen. Auch Bewegung, z.B. in Form eines leichten Ausdauertrainings oder Spaziergangs, ist sehr hilfreich, da sie ebenfalls dafür sorgt, dass mehr Stoffwechselendprodukte aus der Muskulatur abtransportiert und neue Nährstoffe in die Zelle transportiert werden.

TRAINING BEI KRANKHEIT

Wenn du krank bist, solltest du natürlich nicht ins Training gehen *(Weidner & Sevier, 1996)*. Zum einen könntest du die anderen Sportler anstecken, zum anderen würdest du dir aber auch selbst schaden. Wenn du mit einer Erkältung trainierst, wird sich diese nicht nur deutlich verschlimmern, es kann sogar zu einer Entzündung deines Herzmuskels führen. Manchmal ist die Erkältung bereits wieder abgeklungen, man spürt aber immer noch

Symptome wie eine laufende Nase, obwohl man sich insgesamt gut fühlt. Lyle McDonald hat den Grundsatz aufgestellt, dass man nicht trainieren gehen sollte, wenn man sich unterhalb des Halses krank fühlt, also wenn man verschleimte Lungen, Husten oder Gliederschmerzen hat. Treten die Symptome jedoch nur oberhalb des Halses auf, kann man in Erwägung ziehen, wieder mit einem leichten Training zu beginnen. In der Regel würde ich empfehlen, lieber einen Tag zu lange zu pausieren anstatt zu früh wieder trainieren zu gehen. Hierbei muss man auch keine Angst vor spürbaren Muskelverlusten haben, eine sogenannte Atrophie beginnt meist erst nach zwei bis vier Wochen Trainingspause. Auf lange Sicht betrachtet, werden kurze Phasen mit Trainingspausen vom Körper kompensiert, sodass man langfristig keine Muskulatur verliert, auch wenn man mal die ein oder andere Pause einlegen muss *(Ogasawara et al., 2013)*.

Im Idealfall wirst du natürlich gar nicht erst krank. Hierfür gibt es einige Tipps, die du beherzigen kannst, um dein Infektrisiko zu senken. Eine Möglichkeit dein Immunsystem langfristig zu stärken ist regelmäßig kalt zu duschen. Dafür musst du nicht durchgehend unter kaltem Wasser stehen; es reicht bereits aus im Heiß-Kalt-Wechsel zu duschen oder nur am Ende für einige Sekunden kalt zu duschen. In einer Studie wurde verglichen wie sich 30-, 60- und 90-sekündige Heiß-Kalt-Duschen auf das Auftreten von Erkältungskrankheiten auswirken. Bereits nach 30 Tagen reduzierte sich die Infektanfälligkeit dadurch um 29 % *(Buijze et al., 2016)*. Hierbei gab es keinen signifikanten Unterschied zwischen den verschiedenen Duschzeiten. Es reicht also sogar aus, wenn du die letzten 30 Sekunden deines Duschgangs im Heiß-Kalt-Wechsel duschst. Da Krafttraining das Immunsystem langfristig stärkt, wird bei einer Kombination von regelmäßigen Heiß-Kalt-Duschen und sportlicher Betätigung davon ausgegangen, dass die Infektanfälligkeit um bis zu 54 % sinkt *(Buijze et al., 2016)*.

Du solltest außerdem nicht zu viel und zu schwer trainieren, denn wenn du dich im Übertraining befindest, bist du deutlich verletzungsanfälliger.

Außerdem solltest du darauf achten, dich nach dem Training nicht zu erkälten. Viele Sportler gehen mit feuchtem Körper oder nassen Haaren nach Hause; entweder weil sie verschwitzt sind oder weil sie sich nach dem Duschen nicht vollständig abgetrocknet haben. Im Sommer ist das meistens kein Problem, im Winter kann man sich dadurch aber leicht erkälten. Achte also darauf, wirklich trocken zu sein und dicke, verschlossene Kleidung zu tragen, sodass kein Luftzug entstehen kann. Außerdem solltest du deine Hände nach jedem Training gründlich mit Seife waschen. Die Hanteln und Maschinen, die du im Training nutzt werden von hunderten Leuten am Tag angefasst. Darüber können sich Bakterien sehr leicht verbreiten. Das Gleiche gilt nach der Benutzung öffentlicher Verkehrsmittel, von Bankautomaten oder anderen hochfrequentierten Orten.

Grundsätzlich stärkt regelmäßiger Sport das Immunsystem; wer jedoch zu oft zu intensiv trainiert, kann sein Immunsystem dadurch schwächen und ist somit wesentlich anfälliger für Erkältungen. Unmittelbar nach dem Training ist das Immunsystem immer ein wenig geschwächt, da es nach intensiven Belastungen zu veränderten Konzentrationen von Stresshormonen kommt *(Dohi et al., 2001)*. Der Hormonhaushalt normalisiert sich im Normalfall aber innerhalb von 3 bis 24 Stunden wieder. In diesem Zeitraum ist man jedoch anfälliger für Erkältungen und sollte daher die zuvor erwähnten Tipps beachten *(Gleeson, 2007)*.

Zusätzlich kann man die belastungsinduzierte Immunsupression durch die Gabe schneller Kohlenhydrate direkt nach dem Training abmildern *(Gleeson et al., 2004; Nieman, 2008)*. Die Kohlenhydrate können hierbei die Konzentration der Stresshormone reduzieren und dem Immunsystem somit zu einer beschleunigten Regeneration verhelfen. Nach intensivem Training kommt es außerdem zu einer veränderten Kohlenhydratverteilung im Körper, wobei auch die Immunzellen verstärkt mit Kohlenhydraten versorgt werden *(Jeukendrup et al., 2005)*. Intensives Training schädigt die Gewebestrukturen und löst entzündliche Prozesse in der Muskulatur aus. Die Immunzellen, die gegen diese Prozesse vorgehen benötigen viele Kohlenhydrate. Insbesondere bei Low-Carb-Diäten stehen hierfür häufig zu wenig Kohlenhydrate zur Verfügung und das Immunsystem wird durch die Kalorienreduktion weiter geschwächt.

Präventionsmaßnahmen gegen Erkältungen:

- nach dem Training gründlich Hände waschen
- regelmäßig kalt duschen
- nicht verschwitzt in die Kälte gehen
- Post-Workout-Shake mit schnellen Kohlenhydraten trinken
- Übertraining vermeiden

Wenn du dich trotz aller Vorsichtsmaßnahmen erkältet hast, solltest du versuchen so schnell wie möglich wieder gesund zu werden. Hierfür sind Ruhe, Schlaf und etwas Geduld besonders wichtig, aber auch die Ernährung kann deine Genesung unterstützen. Insbesondere Vitamin C und Zink wirken hierbei sehr effektiv. Allein durch die Erhöhung der Vitamin-C-Zufuhr kann die Dauer einer Erkältung um ca. 10 % reduziert werden *(Douglas et al., 2007)*. In Studien hat sich der Effekt durch eine Erhöhung der täglichen Zufuhr von 200 mg auf 1 g Vitamin C als signifikant erwiesen. Sobald die ersten Erkältungssymptome wie Halskratzen, eine verschnupfte Nase oder kalter Scheiß auftreten, sollte die Vitamin-C-Zufuhr also erhöht werden. Hierfür eignet sich ein Vitamin-C-Pulver, das meist aus reiner L-Ascorbinsäure besteht und nur etwa zwei Euro kostet. Durch eine kurzfristige Vitamin-C-Überdosierung konnten die Erkältungssymptome um 85 % reduziert werden *(Gorton & Jarvis, 1999)*. Hierfür wurde den Probanden in den ersten sechs Stunden nach Auftreten der Symptome jeweils 1 g Vitamin C pro Stunde verabreicht und anschließend noch dreimal täglich 1 g Vitamin C zugeführt. Während diese Methode bei Nicht-Sportlern teilweise keinen großen Effekt hatte, zeigte eine erhöhte Vitamin-C-Zufuhr bei Sportlern gute Wirkung *(Douglas et al., 2004)*.

Auch Zink hilft bei Erkältungen, da es an der Bildung von Antikörpern beteiligt ist und die in den Körper eindringenden Viren angreift. Zink sollte ebenfalls direkt bei Auftreten der ersten Symptome zugeführt werden, da es deren Stärke und Dauer reduzieren kann *(Garland & Hagmeyer, 1998; Science et al., 2012)*. Dafür sollten alle drei Stunden 15 mg Zink zugeführt werden, bis die Krankheitssymptome abgeklungen sind *(Singh & Das, 2013)*. Hierfür eignen sich Zink-Lutschtabletten besonders gut, da diese zusätzlich die Schleimhäute schützen. Zink sollte jedoch nicht auf leeren Magen eingenommen werden, da dies zu Übelkeit und Erbrechen führen kann. Die Zinkzufuhr sollte darum stets nach einer Mahlzeit geschehen.

Zusammenfassung der Nährstoffzufuhr:

Zeitpunkt	Dosierung
direkt bei Auftreten der ersten Symptome	jede Stunde 1 g Vitamin C sowie alle drei Stunden 15 mg Zink
nach den ersten sechs Stunden	dreimal am Tag 1 g Vitamin C und 15 mg Zink

Wenn du wieder voll genesen bist, kannst du auch wieder trainieren gehen. Hier empfiehlt es sich, in der ersten Woche nur ein Ganzkörpertraining mit reduzierten Gewichten durchzuführen, da sich die Muskulatur durch die krankheitsbedingte Pause dekonditioniert hat. Wenn du nun wieder trainierst, wirst du deutlich schneller einen starken Muskelkater verspüren. Ein leichtes Ganzkörpertraining ist daher ideal, um die Regenerationszeit möglichst kurz zu halten. Wenn du dir nicht sicher bist, ob du wirklich schon komplett genesen bist, kannst du auch ins Studio fahren und zunächst eine lockere Cardio-Einheit absolvieren. Hierbei spürt man meist sehr schnell, ob man kalten Schweiß bekommt und sich schwach fühlt oder ob man leistungsfähig ist. Wenn du dich gut fühlst, kannst du nach 15 - 20 Minuten Cardio zum Krafttraining übergehen. Dennoch solltest du auch dann nur leicht trainieren, um den Körper wieder an die Belastung zu gewöhnen.

ZUSAMMENFASSUNG VON KAPITEL 8

Um möglichst schnell zu regenerieren, solltest du auf die folgenden drei Bereiche achten:

• Ernährung
• Schlaf
• Stress

Bei der Ernährung sind die wichtigsten Punkte:

• genug Kalorien
• genug Eiweiß
• Antioxidantien
• Omega-3
• Post-Workout-Shake

Beim Schlaf sind die wichtigsten Punkte:

• gleichbleibender Rhythmus
• durchschlafen
• ausreichend schlafen

Beim Stress sind die wichtigsten Punkte:

- Stressreduktion
- Massagen und Saunagänge an Ruhetagen
- viel Bewegung im Alltag
- leichtes Ausdauertraining

Wenn du krank bist, solltest du nicht trainieren gehen. Die Devise sollte hierbei lauten: „Lieber einen Tag zu spät wieder zum Training gegangen als zu früh." Versuche außerdem präventiv Erkältungen zu vermeiden.

Präventionsmaßnahmen gegen Erkältungen:

- nach dem Training gründlich Hände waschen
- regelmäßig kalt duschen
- nicht verschwitzt in die Kälte gehen
- Post-Workout-Shake mit schnellen Kohlenhydraten trinken
- Übertraining vermeiden

Solltest du dennoch krank werden, hilft eine Kombination von hochdosiertem Vitamin C und Zink, um die Symptome zu mildern und die Dauer der Erkältung zu verkürzen.

9. ERNÄHRUNG

Die Ernährung ist ein komplexes Thema, das kaum in einem Kapitel zusammenzufassen ist. Wenn du also wirklich tief in die Materie der Ernährung eintauchen möchtest, empfehle ich dir meinen Bestseller „Ernährung mit Plan", der das perfekte Gegenstück zu diesem Buch ist.

Gerade für das Krafttraining und den Muskelaufbau stellt die Ernährung eine wichtige Stellschraube dar. Ohne die passende Ernährung wirst du nicht langfristig optimale Fortschritte erzielen können. Darum werde ich in diesem Kapitel die wichtigsten Ernährungsstellschrauben zusammenfassen, mit denen du deinen Muskelaufbau maximierst.

DIE KALORIENBILANZ

Die Kalorienbilanz ist der entscheidende Faktor, wenn es darum geht, ob du Gewicht zu- oder abnimmst. Sie beschreibt das Verhältnis zwischen der Energiemenge, die du mit der Nahrung aufnimmst und der, die dein Körper verbraucht. Hierbei kann man drei Situationen erschaffen:

- Du isst mehr Kalorien als dein Körper verbraucht und nimmst zu.
- Du isst genauso viele Kalorien wie dein Körper verbraucht und hältst dein Gewicht.
- Du isst weniger Kalorien als dein Körper verbraucht und du nimmst ab.

Die meisten Menschen kennen diesen Grundsatz bereits, dennoch ist es mir wichtig, ihn erneut zu betonen, da heutzutage so viele Mythen kursieren, dass er gerne vergessen wird. Die wirklich wichtigen Faktoren bleiben jedoch immer gleich. Da sich daraus aber nicht hunderte neuer Ernährungsformen und Diäten schaffen lassen, wird der Fokus auf unwichtige Punkte, wie die Uhrzeit oder die Verteufelung bestimmter Lebensmittel, gelenkt.

Das Wichtigste für den Muskelaufbau ist genügend Energie aufzunehmen, denn nur wenn dein Körper genug Energie zur Verfügung hat, kann er auch Muskeln aufbauen. Dass gleichzeitiger Muskelaufbau und Fettreduktion nur in bestimmten Situationen funktionieren, hast du ja bereits gelesen. Du solltest ca. 200 – 300 Kalorien mehr essen als dein Körper verbraucht. Dafür musst du aber erst einmal wissen, wie hoch dein Kalorienverbrauch überhaupt ist. Um das herauszufinden, hast du zwei Möglichkeiten:

· Du trackst deine Kalorienzufuhr.
· Du errechnest deinen Kalorienbedarf.

Beide Methoden sind nicht zu 100% genau; das müssen sie aber auch nicht sein. Es geht lediglich darum, einen Ausgangswert zu erhalten, den du später an deine Fortschritte anpassen kannst. Wenn du deine Ernährung trackst, siehst du genau wie viele Kalorien du durchschnittlich am Tag zuführst. Ermittle dafür einfach den Wochendurchschnitt. Zusätzlich protokollierst du deine Gewichtszunahme. Im ersten Kapitel dieses Buches findest du eine Übersicht über den möglichen Muskelaufbau pro Monat. Du solltest ca. 0,5 – 1 kg pro Monat zunehmen. Liegst du deutlich darüber, reduziere deine tägliche Kalorienzufuhr; liegst du darunter, erhöhe sie. So veränderst du deine Nahrungsaufnahme so lange, bis du ca. 0,5 – 1 kg pro Monat zunimmst. Alternativ kannst du deinen Kalorienverbrauch auch berechnen. So erhältst du zwar sofort ein Ergebnis, ohne deine Ernährung sieben Tage lang protokollieren zu müssen, aber auch dieses Ergebnis ist nicht zu 100 % genau. Du solltest also auch diesen Wert nur als Ausgangswert ansehen und später, deinen Fortschritten entsprechend, anpassen.

Um deinen Kalorienverbrauch zu berechnen, brauchst du zwei Werte: den Grundumsatz und dein Aktivitätslevel. Dein Grundumsatz ist die Kalorienmenge, die dein Körper in völliger Ruhe pro Tag verbraucht. Du berechnest ihn wie folgt:

Mann: 1,0 kcal x kg Körpergewicht x Stunde

Frau: 0,9 kcal x kg Körpergewicht x Stunde

Diesen Grundumsatz multiplizierst du nun mit deinem Aktivitätslevel, das mit dem englischen Begriff „Physical Activity Level", kurz PAL, benannt wird.

Grundumsatz x PAL-Wert = Gesamtenergiebedarf

Je aktiver du also im Alltag bist, desto höher ist der Multiplikator. Um diesen Wert möglichst genau zu bestimmen, wird der PAL-Wert aus drei verschiedenen Bereichen ermittelt:

- Arbeit
- Freizeit
- Schlaf

PAL(gesamt) = PAL(Arbeit) + PAL(Freizeit) + PAL(Schlaf)

Je nachdem wie aktiv du bei den entsprechenden Tätigkeiten bist, nutzt du einen anderen Multiplikator für die Rechnung. Den PAL-Wert je nach Aktivität findest du in der folgenden Tabelle.

Aktivität	PAL-Wert
Schlaf	0,95
ausschließlich sitzende / liegende Lebensweise (Schreibtischarbeit, Krankheit, Alter)	1,2
ausschließlich sitzende Tätigkeit / wenig oder keine körperliche Aktivität in der Freizeit	1,4 - 1,5

überwiegend sitzende Tätigkeit, zusätzlicher Energie- aufwand für zeitweilige gehende / stehende Tätigkeit (Kraftfahrer, Fließbandarbeiter)	1,6 - 1,7
überwiegend gehende / stehende Tätigkeit (Hausarbeit, Verkäufer, Handwerker, Mechaniker)	1,8 - 1,9
körperlich anstrengende berufliche Arbeit (Bauarbei- ter, Leistungssport, Land- und Forstwirtschaft)	2,0 - 2,4
pro Stunde Sport die Woche	+ 0,1

Du teilst den Bereichen Arbeit, Freizeit und Schlaf nun den passenden Wert zu und multiplizierst diesen mit der Anzahl an Stunden, die du diese Tätigkeit pro Tag ausführst.

Arbeit = PAL-Wert x Stundenzahl
Freizeit = PAL-Wert x Stundenzahl
Schlaf = PAL-Wert x Stundenzahl

Addierst du nun diese drei PAL-Werte und teilst das Ergebnis durch 24, erhältst du deinen Gesamt-PAL-Wert.

(Arbeit + Freizeit + Schlaf) : 24 = PAL(gesamt)

Beispiel:

Max Mustermann
80 kg Körpergewicht
Büroangestellter
4 Stunden Sport pro Woche

Grundumsatz:

1,0 kcal x 80 kg x 24 Stunden
80 x 24 = 1920 kcal

PAL-Wert:

8 Stunden Arbeit x 1,4 (sitzende Tätigkeit) = 11,2
10 Stunden Freizeit x (1,6 (sitzende und gehende Tätigkeit) + 0,4 (4 Stunden Sport pro Woche)) = 10 x 2,0 = 20
6 Stunden Schlaf x 0,95 = 5,7

(Arbeit + Freizeit + Schlaf) : 24 = PAL(gesamt)

(11,2 + 20 + 5,7) : 24 = PAL(gesamt)
36,9 : 24 = 1,537

Grundumsatz x PAL-Wert = Gesamtenergiebedarf
1920 x 1,537 = 2951 kcal

Wenn Max Muskeln aufbauen möchte, sollte er nun zusätzlich 200 - 300 kcal auf seinen täglichen Verbrauch draufschlagen und damit etwa 3200 Kalorien am Tag essen.

DIE MAKRONÄHRSTOFFVERTEILUNG

Du weißt nun wie viele Kalorien du täglich essen musst, aber noch nicht, mit welchen Makronährstoffen du diese Kalorien zuführen solltest. Dass Eiweiß eine wichtige Rolle für den Muskelaufbau spielt, ist dir sicher bewusst. Nicht nur die neu aufgebaute Muskulatur besteht aus Eiweiß, auch für die Regeneration, dein Immunsystem, die Bildung von Enzymen und viele andere Vorgänge in deinem Körper benötigst du Eiweiß. Außerdem willst du deine Muskelproteinsynthese nicht nur möglichst oft anregen, du willst auch den Abbau von Muskeleiweiß unterdrücken. Darum macht es Sinn, die Eiweißzufuhr anzuheben. Die Deutsche Gesellschaft für Ernährung empfiehlt 0,8 g Eiweiß pro kg Körpergewicht am Tag. Für den Muskelaufbau ist aber eine Zufuhr von 1,6 - 2 g Eiweiß pro kg Körpergewicht am Tag effektiver *(Hoffman et al., 2006; Longland et al., 2016)*. Viele Bodybuilder führen sogar 3 - 4 g Eiweiß pro kg Körpergewicht am Tag zu, was jedoch keinen weiteren positiven Effekt auf den Muskelaufbau hat und nur dazu führt, dass du weniger Kohlenhydrate und Fette verzehren kannst *(Antonio et al., 2014)*.

Auch die Kohlenhydrate solltest du hoch halten. Nicht nur weil sie dir Energie im Training liefern, sondern auch weil Enzyme die Fülle deiner Glykogenspeicher messen. Hast du keine vollen Kohlenhydratspeicher, werden muskelaufbauende Prozesse unterdrückt. Für Kraftsportler empfiehlt sich ein Kohlenhydratverzehr von 5 - 7 g pro kg Körpergewicht am Tag.

Der Makronährstoff Fett hat keinen direkten Einfluss auf den Muskelaufbau. Dennoch ist Fett sehr wichtig für die Hormonbildung, die Vitaminaufnahme und den Aufbau der Zellmembran. Du solltest also niemals komplett auf Fett verzichten. Insbesondere die Omega-3-Fettsäuren spielen eine entscheidende Rolle und wirken stark entzündungshemmend, was die Regeneration nach dem Training unterstützt. Du solltest darum ca. 1 g Fett pro kg Körpergewicht am Tag essen. Als Kraftsportler solltest du dabei deine Omega-3-Zufuhr auf ca. 3 g am Tag anheben.

Deine Makronährstoffzufuhr im Überblick:

- 1,6 - 2 g Eiweiß pro kg Körpergewicht am Tag
- 5 - 7 g Kohlenhydrate pro kg Körpergewicht am Tag
- 1 g Fett pro kg Körpergewicht am Tag

MAKRONÄHRSTOFFE IN DER PRAXIS

Zuerst solltest du also deine benötigte Kalorienzufuhr ermitteln. In unserem Beispiel vom 80 kg schweren Max Mustermann waren es etwa 3200 kcal. Nun ziehst du davon zuerst deine nötige Eiweißmenge ab. Bei 2 g pro kg Körpergewicht bräuchte Max 160 g Eiweiß am Tag. Pro Gramm liefert Eiweiß 4,1 kcal; die 160 g Eiweiß liefern ihm also die ersten 656 kcal. Nun braucht Max mindestens 1 g Fett pro kg Körpergewicht am Tag; in seinem Fall also 80 g. Ein Gramm Fett liefert 9,3 kcal. Das ergibt bei Max und seinen 80 g Fett ganze 744 kcal. Nun zieht er sowohl die 656 kcal der Eiweißzufuhr als auch die 744 kcal der Fettzufuhr von seinen 3200 kcal Tagesbedarf ab.

$$3200 - (656 + 744) = 1800$$

So bleiben noch 1800 kcal, die er aus Kohlenhydraten beziehen kann. Da ein Gramm Kohlenhydrate 4,1 kcal liefert, teilt er die 1800 kcal einfach durch 4,1.

$$1800 : 4,1 = 439$$

Max kann also 439 g Kohlenhydrate pro Tag essen. Die Empfehlung liegt bei 5 - 7 g Kohlenhydraten pro kg Körpergewicht am Tag. 439 g Kohlenhydrate bei 80 kg Körpergewicht entsprechen etwas mehr als 5 g Kohlenhydraten pro kg Körpergewicht am Tag und sind somit ideal. Natürlich sind auch diese Werte nur Richtwerte und keine festen Regeln.

Damit ergibt sich Max' tägliche Gesamtzufuhr von:

- 3200 kcal
- 160 g Eiweiß
- 439 g Kohlenhydraten
- 80 g Fett

Im Laufe einiger Monate nimmt Max zu, wodurch sich auch sein Kalorienbedarf erhöht. Er sollte die Rechnung also alle paar Monate erneut aufstellen, um zu sehen, ob er noch genug isst. Solange er weiter Fortschritte im
Training und auf der Waage macht, muss er aber nicht mehr essen.

Solltest du deutlich mehr Kalorien benötigen und dadurch am Ende
mehr als 7 g Kohlenhydrate pro kg Körpergewicht am Tag verzehren,
empfiehlt es sich die Zufuhr bei 7 g pro kg Körpergewicht am Tag zu belas-
sen und die verbleibenden Kalorien über Fett aufzunehmen. Noch mehr
Kohlenhydrate hätten keinen positiven Effekt mehr für den Muskelaufbau und in der Praxis wird es außerdem sehr schwer noch mehr kohlen-
hydratreiche Lebensmittel zu essen, da diese sehr viel Volumen haben. Ab
diesem Punkt ist es also deutlich leichter, die verbleibenden Kalorien über
Fett abzudecken.

DIE TRINKMENGE

Trinken ist sehr wichtig. Auch wenn Wasser keinen direkten Einfluss auf den
Muskelaufbau hat, funktioniert dein Stoffwechsel nur dann reibungslos,
wenn genügend Flüssigkeit vorhanden ist. Außerdem werden die Nieren
durch eine erhöhte Trinkmenge besser durchspült. Darum solltest du 30 -
40 ml Wasser pro kg Körpergewicht am Tag trinken. Die folgende Tabelle
gibt an, wie viel Wasser du je nach Körpergewicht pro Tag trinken solltest.

Körpergewicht in kg	Flüssigkeitsbedarf in Liter
55	1,6 - 2,2
60	1,8 - 2,4
65	1,9 - 2,6

70	2,1 – 2,8
75	2,2 – 3,0
80	2,4 – 3,2
85	2,5 – 3,4
90	2,7 – 3,6
95	2,8 – 3,8
100	3 – 4

Für jede Stunde Sport, die du absolvierst solltest du zusätzlich 0,5 – 1 Liter Wasser trinken; am besten direkt während des Trainings, denn bereits ab einem Flüssigkeitsverlust von 2 % deines Körpergewichtes reduziert sich deine Leistungsfähigkeit. Bei einer 75 kg schweren Person würde dies nach dem Ausschwitzen von 1,5 Litern Schweiß auftreten. Die durchschnittliche Schweißrate beträgt etwa 0,5 – 1 Liter Schweiß pro Stunde. Dies bedeutet, dass nach 1,5 – 3 Stunden intensiver Belastung ein starker Leistungseinbruch durch den Wasserverlust eintritt, wenn während der Belastung nicht getrunken wird.

Es ist tatsächlich auch möglich zu viel zu trinken, was dazu führt, dass viele wichtige Mikronährstoffe ausgeschwemmt werden. Dies kann zum Problem werden, vor allem, weil durch das Schwitzen im Training ohnehin schon Mineralstoffe verloren gehen.

Mineralstoff	Gehalt in mg pro Liter Schweiß
Chlorid	1.065 – 2.485
Kalium	156 – 312

Kalzium	120 – 160
Magnesium	24 – 96
Natrium	920 – 1.840

Durch regelmäßiges Training kann der Körper dies jedoch besser regulieren, indem er lernt die Körpertemperatur besser herunter zu kühlen. Darum schwitzen viele Sportler zwar stärker, sie schwemmen dabei aber weniger Mineralstoffe aus.

Dennoch sollte nicht zu viel getrunken und die Mikronährstoffzufuhr hoch gehalten werden.

POST-WORKOUT-SHAKE

Generell spielt das Mahlzeiten-Timing eher eine sekundäre Rolle für deinen Trainingserfolg. Wie viele Kalorien und Makronährstoffe insgesamt zugeführt werden ist wesentlich entscheidender als der Zeitpunkt der Zufuhr. Dennoch legen sehr viele Sportler großen Wert auf den Shake nach dem Training. Das kommt zum einen daher, dass die Werbeindustrie hier sehr viel Angst geschürt und den Mythos verbreitet hat, dass man wertvolle Muskulatur verliere, wenn man nicht direkt nach dem Training einen Shake trinkt. Zum anderen kann der Post-Workout-Shake tatsächlich einige Vorteile mit sich bringen, auch wenn er nicht so wichtig ist, wie gern behauptet wird.

In einer Meta-Analyse wurde kein signifikanter Effekt für den Muskelaufbau durch das Trinken eines Post-Workout-Shakes binnen einer Stunde nach dem Training festgestellt *(Schoenfeld et al., 2013)*. Wenn ein positiver Effekt festgestellt wurde, lag dies meist daran, dass durch den Shake insgesamt mehr Eiweiß zugeführt wurde. In einer aktuelleren Studie aus dem Jahr 2017 wurde verglichen, ob es effektiver ist den Shake vor oder nach dem Training zu trinken *(Schoenfeld et al., 2017)*. Man kam zu dem

Ergebnis, dass es keinen Unterschied macht. Durch eine Zufuhr direkt vor dem Training sind die Nährstoffe noch schneller nach dem Training verfügbar, da die Verdauung bereits während des Trainings beginnt. Dennoch scheint es hierfür kein festes Zeitfenster, von beispielsweise genau einer Stunde, zu geben. Es ist also nicht notwendig, nach dem Training alles stehen und liegen zu lassen, um sofort einen Shake zu mixen. Je mehr Eiweiß bereits vor dem Training konsumiert wurde, desto unwichtiger wird der Post-Workout-Shake *(Aragon & Schoenfeld, 2013)*. Auf der anderen Seite wird der Shake relevanter, wenn man morgens oder auf nüchternen Magen trainiert.

Kommen wir nun zu den zuvor erwähnten Vorteilen eines Post-Workout-Shakes. Auch wenn eine Eiweißgabe unmittelbar nach dem Training nicht essenziell ist, um Muskulatur aufzubauen, kann eine Kombination von Kohlenhydraten und Protein nach dem Training dennoch die Regeneration fördern *(Rowlands et al., 2007)*. Dies wird jedoch erst dann relevant, wenn sehr viel trainiert wird. Insbesondere Athleten, die täglich oder sogar mehrmals täglich trainieren sollten sich diesen Effekt zunutze machen. Hobbysportler, die zwei- bis viermal pro Woche trainieren regenerieren auch ohne Post-Workout-Shake schnell genug; vorausgesetzt sie nehmen insgesamt genügend Nährstoffe auf.

Außerdem wird die Stimulation des mTOR-Signalwegs durch Insulin verstärkt *(Norton & Layman, 2006)*. Wenn du Kohlenhydrate isst, werden sie zu Einfachzuckern aufgespalten und ins Blut abgegeben. Da diese das Blut dickflüssiger machen, müssen sie schnell wieder aus dem Blut geschleust werden. Darum wird in der Bauchspeicheldrüse das Hormon Insulin ausgeschüttet, wenn du Kohlenhydrate zu dir nimmst. Insulin dockt an einen Rezeptor der Zellwand an und löst damit einen Signalweg aus, der dafür sorgt, dass GLUT-4-Transporter in die Zellmembran eingebaut werden. Durch diese „Türen" können die Kohlenhydrate, bzw. die Glukose, nun in die Zelle gelangen. Je mehr Kohlenhydrate du verzehrst, desto mehr Insulin muss deine Bauchspeicheldrüse produzieren. Menschen mit einem ungesunden Lifestyle haben Zellen, die das Insulin nicht mehr gut erkennen können. Diese Zellen werden insulinresistent. Dadurch muss die Bauchspeicheldrüse immer mehr Insulin produzieren und Zivilisationskrankheiten wie Diabetes mellitus Typ 2 werden gefördert.

Deine Insulinsensitivität wird schlechter, wenn:

- du keinen Sport machst.
- du rauchst.
- du Übergewicht hast.
- du dich wenig bewegst.
- du zu viel Omega-6 zuführst.

Durch Krafttraining werden die Zellen insulinsensibel gehalten *(Fujitani et al., 1998)*, sodass du problemlos reichlich Kohlenhydrate verzehren kannst. Außerdem benötigt dein Körper weniger Insulin je mehr Muskulatur du hast *(Miller et al., 1984)*. Hinzu kommt, dass du Kohlenhydrate nach dem Training ganz ohne Insulin aufnehmen kannst. Durch die hohe mechanische Belastung im Krafttraining und die Entleerung der Glykogenspeicher wandern schon während der Belastung GLUT-4-Transporter an den Rand der Zellmembran *(Garcia-Roves et al., 2003)*. Sie wollen die Muskelzellen darauf vorbereiten, Kohlenhydrate aufzunehmen und ihre aufgebrauchten Speicher wieder aufzufüllen. Dadurch muss die Bauchspeicheldrüse weniger Insulin ausschütten und wird geschont. Es macht also Sinn, nach dem Training einen großen Anteil der Kohlenhydrate des Tages zu verzehren. Der Effekt hält aber noch etwas länger an: Durch eine einzige Trainingssession bleibt die Insulinsensitivität bereits für ca. 24 Stunden erhöht *(Koopman et al., 2005)*. Wer langfristig und regelmäßig trainiert, profitiert dauerhaft von einer erhöhten Insulinsensibilität.

Auch wenn Krafttraining das Immunsystem langfristig stärkt, wird es direkt nach dem Training kurzzeitig unterdrückt und man spricht von einer Immunsupression *(Niemann, 2008)*. Diese Immunsupression kann durch die Gabe von schnellen Kohlenhydraten reduziert werden *(Gleeson et al., 2004)*, was zum einen daran liegt, dass die Kohlenhydrate Stresshormone reduzieren und zum anderen daran, dass sie gewisse Teile des Immunsystems aktiv unterstützen. Der Shake nach dem Training ist also für den Muskelaufbau nicht essenziell, bietet aber einige Vorteile.

Vorteile durch einen Post-Workout-Shake auf einen Blick:

- schnellere Regeneration
- insulinunabhängige Aufnahme von Kohlenhydraten
- Reduktion der Immunsupression

Wenn du dein Mahlzeiten-Timing optimieren möchtest, solltest du demnach direkt nach dem Training Eiweiß und Kohlenhydrate zuführen.

Der ideale Post-Workout-Shake besteht hierbei aus:

- 0,5 g Eiweiß pro kg Körpergewicht
- 0,5 - 1 g Kohlenhydraten pro kg Körpergewicht
- 3 - 5 g Kreatin

Flüssigkeit wird vom menschlichen Körper am schnellsten verdaut, somit stehen die Nährstoffe aus einem Shake am schnellsten zur Verfügung. Viele Sportler trinken ihren Shake mit Milch, was jedoch die Nährstoffaufnahme, aufgrund des in der Milch enthaltenen Fettes, verzögert. Darum sollte möglichst eine fettarme Milch oder eine Pflanzenmilch gewählt werden. Natürlich ist es aber auch möglich, feste Lebensmittel nach dem

Training zu verzehren. Viele Sportler nutzen diesen Zeitpunkt, um sich etwas Süßes zu gönnen.

Beliebte Post-Workout-Snacks sind:

- Bananen
- Datteln
- Eis
- Gummibärchen
- Malzbier
- Reiswaffeln mit Marmelade

ALKOHOL

Alkohol ist sehr schädlich für die Gesundheit, weswegen möglichst ganz auf ihn verzichtet werden sollte. Aber auch für den Muskelaufbau entstehen einige negative Effekte.

Die drei Bereiche, die besonders negativ von Alkohol beeinflusst werden sind:

- der Testosteronspiegel
- die Muskelproteinsynthese
- die Regeneration

Die Aussage, dass Alkohol den Testosteronspiegel sofort senken würde, stimmt jedoch nicht ganz. Kleine Mengen Alkohol konnten den Testosteronspiegel teilweise sogar leicht erhöhen *(Sarkola et al., 2000; Sarkola & Eriksson, 2003)*. Während ein kleines Bier also keine negativen Auswirkungen auf den Testosteronspiegel hat, fällt er durch größere Mengen deutlich ab. Nach 120 g Alkohol (ca. 3 Liter Bier) konnte eine Senkung des Testosteronspiegels um 23 % gemessen werden *(Välimäki et al., 1990)*.

Neben dem Testosteronspiegel wird aber auch die Muskelproteinsynthese durch Alkohol beeinflusst. Wie du bereits weißt, sollte die Muskelproteinsynthese für optimalen Muskelaufbau möglichst aktiv sein, während der sogenannte „Muscle Protein Breakdown" reduziert werden sollte. Insbesondere durch das Krafttraining wird die Muskelproteinsynthese stark angeregt. Wenn jedoch nach dem Training Alkohol getrunken wird, reduziert dies die Muskelproteinsynthese um 37 %. Wurde neben dem Alkohol auch ein Whey-Shake nach dem Training konsumiert, betrug die Senkung der Muskelproteinsynthese nur noch 24 % *(Parr et al., 2014)*. Alkohol nach dem Training reduziert den Trainingseffekt also deutlich; diese Reduktion kann durch die Zufuhr von Eiweiß aber immerhin etwas abgeschwächt werden. Schließlich ist zu beachten, dass durch erhöhten Alkoholkonsum der Cortisolspiegel ansteigt und ab einer Zufuhr von 1 g Alkohol pro kg Körpergewicht *(Murphy et al., 2013)* auch die Regenerationszeit verlängert wird. Bei einer 80 kg schweren Person entspricht das also 80 g Alkohol und somit etwa 2 Liter Bier.

Bei erhöhtem Alkoholkonsum verursachst du:

- eine Senkung des Testosteronspiegels um 23 %
- eine Senkung der Muskelproteinsynthese um 37 %
- eine Erhöhung des Cortisolspiegels
- eine verlängerte Regenerationszeit

Dies macht sehr deutlich, dass kein Alkohol getrunken werden darf, wenn du maximale Trainingsfortschritte erreichen möchtest. Dennoch macht auch hier die Dosis das Gift und eine gelegentliche Flasche Bier richtet deutlich weniger Schaden an als ein Partywochenende mit Komasaufen.

DIE MUSKELPROTEINSYNTHESE

In deinem Körper laufen permanent sowohl anabole (aufbauende) als auch katabole (abbauende) Prozesse ab. Auch in deiner Muskulatur werden permanent Strukturen auf-, ab- und umgebaut. Wenn am Ende des Tages die aufbauenden Prozesse überwiegen, hast du mehr Muskelmasse als vorher. Darum ist es wichtig, die Muskelproteinsynthese so oft wie möglich zu stimulieren. Der wichtigste Faktor hierfür ist das regelmäßige Krafttraining, aber auch die Ernährung regt den Aufbau von neuem Muskeleiweiß an. Eine proteinreiche Mahlzeit, die etwa 15 g essenzielle Aminosäuren enthält, steigert die Muskelproteinsynthese um ca. 200 - 300 % *(Rennie et al., 2003; Paddon-Jones et al., 2004)*. Die neu ins Blut strömenden Aminosäuren regen die Muskelproteinsynthese hierbei stärker an als die bereits in der Muskulatur vorhandenen Aminosäuren *(Bohé et al., 2003)*. Darum empfiehlt es sich, die Proteinzufuhr auf mehrere Mahlzeiten über den Tag hinweg zu verteilen *(Mamerow et al., 2014)*. Wichtig ist hierbei, dass ca. 3 g Leuzin in jeder Mahlzeit enthalten sind, da diese Aminosäure die Muskelproteinsynthese maßgeblich anstößt *(Norton et al., 2009)*. Dennoch benötigt dein Körper alle essenziellen Aminosäuren, um Muskulatur aufzubauen. Wenn du mindestens 30 g Eiweiß pro Mahlzeit zuführst, sind darin meist automatisch genügend essenzielle Aminosäuren und Leuzin enthalten. Außerdem stimuliert das Eiweiß nicht nur die Muskelproteinsynthese, sondern hemmt auch den Muskelproteinbreakdown *(Deutz & Wolfe, 2013)*. Das klingt nun so, als sollte man möglichst oft am Tag Protein zuführen. Das stimmt jedoch nicht, denn nach dem Anstieg der Muskelproteinsynthese, fällt diese auch wieder ab *(Rennie et al., 2003)*, was auch durch eine weitere Eiweißgabe nicht verhindert werden. Wenn die Muskelproteinsynthese ansteigt, erreicht sie nach etwa 1,5 Stunden ihren Höhepunkt. Anschließend sinkt sie innerhalb der nächsten 1,5 Stunden wieder ab, bis sie ihr Ausgangslevel erreicht hat. Sie war durch die Mahlzeit also insgesamt etwa drei Stunden lang erhöht und bleibt anschließend für ein bis zwei Stunden auf ihrem Normallevel. Das macht deutlich, dass es nicht notwendig ist, alle zwei Stunden Protein zuzuführen. Um die Muskelproteinsynthese ideal zu stimulieren, reicht es vollkommen aus, alle vier bis fünf Stunden Eiweiß zu verzehren, was etwa drei bis fünf Mahlzeiten am Tag entspricht. Teile hierbei einfach deine tägliche Gesamtzufuhr an Eiweiß gleichmäßig auf die Mahlzeiten auf. Wenn du beispielsweise 80 kg wiegst und 160 g Eiweiß am Tag isst, könnte die Aufteilung deiner Eiweißzufuhr wie folgt aussehen.

Uhrzeit	Proteinzufuhr
8:00 Frühstück	40 g Eiweiß
12:00 Mittagessen	40 g Eiweiß
17:00 Post-Workout-Shake	30 g Eiweiß
21:00 Abendessen	50 g Eiweiß

KREATIN

Kreatin ist eins der wenigen Supplemente, die deine Fortschritte deutlich beschleunigen können, da es für eine Steigerung deiner Kraftleistung um 5 – 15 % sorgt *(Kreider, 2003)*. Dadurch kannst du im Training höhere Gewichte benutzen oder mehr Wiederholungen absolvieren *(Volek et al., 1997; Volek & Rawson, 2004)*.

Es gibt einige Menschen, bei denen Kreatin keinen Effekt hat, die als sogenannte „Non-Responder" bezeichnet werden *(Syrotuik & Bell 2004)*. Da dies jedoch nur sehr wenige Menschen betrifft, Kreatin nicht teuer ist und direkten Einfluss auf die Kraft haben kann, lohnt es sich für jeden Kraftsportler einmal zu testen, ob Kreatin bei ihm wirkt. Auch gesundheitlich ist

Kreatin unbedenklich, da keine negativen Effekte bekannt sind *(Kreider et al., 2003; Buford et al., 2007; Kreider et al., 2017)*.

Kreatin ist eine natürlich im Körper auftretende Substanz, die sowohl vom Menschen als auch von Tieren produziert wird. Dies ist auch der Grund, warum tierische Lebensmittel den größten Kreatingehalt aufweisen. Kreatin spielt eine zentrale Rolle bei Energiebereitstellungsprozessen und füllt die Kreatinphosphatspeicher im Körper auf. Damit geht eine Vergrößerung des Zellvolumens und die Erhöhung des Kraftniveaus einher, wobei auch Wasser in der Muskulatur gespeichert wird. Dadurch kann man zwar schnell einige Kilo zunehmen; dieses Gewicht verliert man jedoch auch wieder, sobald man kein Kreatin mehr einnimmt. Die Wassereinlagerung hat optisch keinen negativen Effekt, da das Wasser nicht unter der Haut, sondern in der Muskulatur gespeichert wird. Dadurch wirken die Muskeln sogar noch größer und praller. Wenn Kreatin in Kombination mit Krafttraining angewendet wird, können durch die gesteigerte Kraftleistung schwerere Gewichte im Training eingesetzt werden, was zu einem verstärkten Muskelaufbau führt.

Kreatin kann in der Leber aus den Aminosäuren Arginin, Glycin und Methionin hergestellt werden *(Cooper et al., 2012)*. Die Menge beträgt dabei etwa 1 – 2 g Kreatin am Tag, was in etwa der Menge entspricht, die auch vom Körper verbraucht wird. Durch häufiges Krafttraining kann sich der Verbrauch von Kreatin erhöhen. Durch mehr Muskulatur erhöht sich aber auch die Menge des im Körper gespeicherten Kreatins, da es zu 95 % in den Muskelzellen der Skelettmuskulatur gespeichert wird. Die restlichen 5 % werden im Herz, den Augen, den Nieren, im Gehirn und im Blut gespeichert. Die im Körper gespeicherte Menge an Kreatin beträgt bei einer 70 kg schweren Person etwa 120 – 140 g. Diese Menge kann jedoch je nach Muskelmasse und Muskelfasertyp variieren.

Auch über die Ernährung kann Kreatin zugeführt werden. Wie bereits erwähnt, ist es primär in tierischen Lebensmitteln zu finden. Doch selbst von diesen müsste man relativ große Mengen verzehren, um eine sinnvolle Zufuhr von 3 - 5 g zu erreichen. Die folgende Tabelle gibt an, wie viel Kreatin in den verschiedenen Lebensmitteln enthalten ist.

Lebensmittel	Kreatin pro 100 g
Hering	0,6 - 1 g
Schweinefleisch	0,5 g
Rindfleisch	0,45 g
Lachs	0,45 g
Thunfisch	0,4 g
Kabeljau	0,3 g
Muttermilch	0,1 g

So müsste man täglich 600 - 1.000 g Fleisch oder Fisch essen, um 3 g Kreatin zuzuführen. Das ist über ein Supplement deutlich leichter.

Ein stark limitierender Faktor von Kreatin ist der schnelle Zerfall und das Ausscheiden des zugeführten Kreatins, bevor es in der Zelle ankommt. Du solltest Kreatin also nicht zu einer Mahlzeit einnehmen, da es dann mit dem Speisebrei im Magen lagern und nur ein Bruchteil in der Muskulatur ankommen würde. Eine Einnahme direkt vor oder nach dem Training ist hingegen ideal. An Ruhetagen bietet sich die Einnahme direkt am Morgen, nach dem Aufstehen, an. Hierbei sollten 0,05 g Kreatin pro kg Körpergewicht am Tag eingenommen werden. Dies ergibt in der Regel eine Zufuhr von etwa 3 - 5 g am Tag.

Es empfiehlt sich Kreatin dauerhaft einzunehmen; Ladephasen oder gezielte Phasen ohne Kreatin-Supplementation müssen nicht eingebaut werden. Bei einigen Menschen führt Kreatin zu Verdauungsbeschwerden oder Übelkeit; in diesem Fall sollte die zugeführte Menge reduziert oder auf mehrere Portionen aufgeteilt werden.

Als Supplement eignet sich ein Kreatin-Monohydrat am besten, da es am günstigsten ist. Studien belegen, dass keine Form von Kreatin bessere Resultate erzielt als reines Kreatin-Monohydrat *(Katseres et al., 2009; Spillane et al., 2009; Jäger et al., 2011; Jagim et al., 2012)*.

Auch in der Diät macht es Sinn Kreatin einzunehmen, da es die Fettreduktion nicht behindert, jedoch dabei hilft, die Kraftwerte im Training oben zu halten. Befindest du dich bereits in einer Diät und beginnst erst jetzt Kreatin zu supplementieren, bedenke, dass dein Gewicht aufgrund der Wassereinlagerung steigen wird und du deine Waage in den nächsten Tagen nicht als zuverlässiges Messwerkzeug nutzen kannst.

ZUSAMMENFASSUNG VON KAPITEL 9

Auch wenn das Krafttraining die absolute Grundlage für den Muskelaufbau darstellt, wirst du nur dann maximale Erfolge erzielen, wenn du auch deine Ernährung optimierst. Am wichtigsten ist es dabei, genügend Kalorien und Eiweiß zuzuführen. Hierfür solltest du etwa 200 – 300 kcal mehr aufnehmen als du verbrauchst.

Deine Makronährstoffzufuhr sollte wie folgt aussehen:

• 1,6 – 2 g Eiweiß pro kg Körpergewicht am Tag
• 5 – 7 g Kohlenhydrate pro kg Körpergewicht am Tag
• 1 g Fett pro kg Körpergewicht am Tag

Du solltest 30 – 40 ml Wasser pro kg Körpergewicht am Tag trinken und Alkohol streng meiden. Alkohol senkt den Testosteronspiegel, verlängert die Regenerationszeit und reduziert die Muskelproteinsynthese.

Das Mahlzeiten-Timing spielt nur eine untergeordnete Rolle. Wenn über-haupt, sollte Wert auf die Mahlzeit nach dem Training gelegt werden.

Ein Post-Workout-Shake mit Kohlenhydraten und Eiweiß bietet sich hier an und sollte aus den folgenden Inhaltsstoffen bestehen:

- 0,5 g Protein pro kg Körpergewicht
- 0,5 – 1g Kohlenhydrate pro kg Körpergewicht
- 3 – 5 g Kreatin

In deinem Körper laufen permanent anabole und katabole Prozesse ab. Um Muskulatur aufzubauen, musst du dafür sorgen, dass deine Muskel-proteinsynthese höher ist als der Muskelproteinbreakdown. Neben dem Training spielt auch hierfür die Ernährung eine entscheidende Rolle. Ins-besondere Eiweiß erhöht die Muskelproteinsynthese. Um diese maximal zu stimulieren, solltest du drei- bis fünfmal pro Tag mindestens 30 g Eiweiß zuführen. Jede Eiweißgabe sollte ca. 15 g essenzielle Aminosäuren und da-von 3 g Leuzin enthalten.

Außerdem solltest du täglich 0,05 g Kreatin pro kg Körpergewicht, also etwa 3 – 5 g am Tag, supplementieren; am besten direkt morgens, vor oder nach dem Training. Durch Kreatin wirst du stärker, wodurch du einen grö-ßeren Reiz im Training setzen und dich schneller steigern kannst.

10. TRAININGSPLÄNE

Es gibt sehr viele verschiedene Möglichkeiten einen Trainingsplan zu gestalten. Wichtig ist, dass er an dich und deine individuellen Bedürfnisse und Ziele angepasst ist. Es bringt also nichts, einfach irgendeinen Plan zu kopieren, da jeder Mensch andere Schwächen und Stärken hat. Auch die folgenden Trainingspläne sollen nur als Beispiele dienen, die du soweit abänderst, bis es für dich passt.

GANZKÖRPERPLAN FÜR TRAININGS-ANFÄNGER

Übung	Sätze	Wieder-holungen	Satzpause in Minuten
Beinpresse	3	10 – 12	1 – 1,5
Brustpresse	3	10 – 12	1 – 1,5
Latzug	3	10 – 12	1 – 1,5
Schulterdrücken (Maschine)	2	10 – 12	1 – 1,5
enges Rudern	2	10 – 12	1 – 1,5

Dieser Plan ist für Menschen gedacht, die bisher noch nie in einem Fitnessstudio trainiert haben und sich sehr schwer damit tun, ihren Körper zu koordinieren oder bestimmte Muskeln gezielt anzuspannen. Er bildet die ideale Grundlage, um später in fortgeschrittene Pläne zu wechseln. Da keine freien Hanteln genutzt werden, können die Muskeln ideal stimuliert werden, ohne dass mangelnde Koordination den limitierenden Faktor darstellt. Das Training sollte zwei- bis dreimal pro Woche absolviert werden. Im Trainingsplan sind nur die Arbeitssätze angegeben; vor jedem Training sollte ein Warm-up durchgeführt werden. Damit ergibt sich ein Volumen von ca. 100 Wiederholungen pro Muskelgruppe pro Woche. Empfohlen werden ca. 80 - 210 Wiederholungen pro Muskelgruppe pro Woche, wobei sich Anfänger eher am unteren Ende des Spektrums einfinden sollten. Mit fortlaufendem Training wird das Volumen dann gesteigert. Mit ca. 100 Wiederholungen pro Woche zu starten ist also ideal. Nach etwa drei Monaten kann dann in einen Plan gewechselt werden, der mehr Freihantelübungen enthält und ein höheres Volumen vorsieht.

Das Volumen einer einzelnen Trainingseinheit:

- Beine: 30 – 36 Wiederholungen
- Brust: 30 – 36 Wiederholungen
- Rücken: 50 – 60 Wiederholungen
- Schultern: 20 – 24 Wiederholungen

Es ist natürlich schwer, das Volumen exakt pro Muskelgruppe zu separieren, da viele Muskeln bei verschiedenen Übungen indirekt mitbelastet werden. So wird z.B. der Bizeps sowohl beim Latzug als auch beim engen Rudern beansprucht. Darum wird auch keine extra Bizepsübung benötigt. Da der Fokus bei den zuvor genannten Übungen jedoch nicht auf dem Bizeps liegt, wird das Volumen für diesen nicht explizit aufgelistet. Der Rücken hat ein deutlich höheres Volumen, da er aus vielen einzelnen Muskeln besteht. Bei Freihantelübungen werden viele dieser Muskeln gleichzeitig trainiert, auch wenn der Fokus auf einen bestimmten gelegt wird. Beim Maschinentraining erreicht man eine größere Isolation, weshalb es in diesem Fall Sinn macht, mehr Übungen für den Rücken als für die Brust einzuplanen.

GANZKÖRPERPLAN

TRAINING A

Übung	Sätze	Wiederho-lungen	Satzpause in Minuten
Kniebeugen	4	4 – 6	2,5 – 3
Beinbeuger	3	10 – 12	1 – 1,5
Bankdrücken	3	8 – 10	1,5 – 2
Pendlay Rows	3	8 – 10	1,5 – 2
Kurzhantel-Schrägbankdrücken	3	10 – 12	1 – 1,5
enges Rudern am Kabelzug	2	12 – 15	1 – 1,5
Kurzhantel-Seitheben	3	10 – 12	1 – 1,5

TRAINING B

Übung	Sätze	Wiederho-lungen	Satzpause in Minuten
Kreuzheben	3	6 – 8	2 – 3
Beinstrecker	3	10 – 12	1 – 1,5
Klimmzug	4	5 – 6	2 – 3
Langhantel-Schrägbankdrücken	4	6 – 8	2 – 3
Langhantel-Rudern im Untergriff	3	10 – 12	1 – 1,5
Cable Cross	2	12 – 15	1 – 1,5
SZ-Curls	3	8 – 10	1 – 1,5
Trizepsdrücken am Kabelturm mit Seil	3	8 – 10	1 – 1,5

Auch dieser Ganzkörperplan sollte zwei- bis dreimal pro Woche absolviert werden. Wer es nicht öfter als zweimal pro Woche ins Fitnessstudio schafft, sollte definitiv einen Ganzkörperplan absolvieren. Gerade für fortgeschrittene Sportler ist jedoch eine Frequenz von drei Einheiten pro Woche effektiver, da so das Trainingsvolumen deutlich höher ist. Dieser Plan besteht primär aus Freihantelübungen und ist somit für fortgeschrittene Sportler ideal. Es gibt zwei verschiedene Ganzkörperpläne, Training A und Training B. Diese beiden Trainingseinheiten werden immer im Wechsel durchgeführt. Dies ermöglicht eine größere Trainingsvielfalt, wodurch auch schwächere Muskeln genug Aufmerksamkeit erhalten. Bei zwei Trainingseinheiten pro Woche wird ein Volumen von ca. 100 - 120 Wiederholungen pro

Muskelgruppe absolviert. Bei drei Trainingseinheiten pro Woche erreicht man ein Volumen von ca. 150 – 180 Wiederholungen pro Muskelgruppe.

Das Volumen der einzelnen Trainingseinheiten:

Training A:

Beine: 46 – 60 Wiederholungen
Brust: 54 – 66 Wiederholungen
Rücken: 48 – 60 Wiederholungen
Schulter: 30 – 36 Wiederholungen

Training B:

Beine: 48 – 60 Wiederholungen
Brust: 48 – 62 Wiederholungen
Rücken: 50 – 60 Wiederholungen
Arme: 48 – 60 Wiederholungen

OBERKÖRPER-UNTERKÖRPER-PLAN

OBERKÖRPER

Übung	Sätze	Wiederho-lungen	Satzpause in Minuten
Latzug	3	6 – 8	2 - 3
Langhantel-Schrägbankdrücken	4	6 – 8	2 - 3
Rudern am Kabelzug	3	10 – 12	1 – 1,5
Kurzhantel-Flachbank-drücken	3	10 – 12	1 – 1,5
Kurzhantel-Rudern einarmig	2	12 – 15	1 – 1,5
Seitheben am Kabelzug	3	10 – 12	1 – 1,5
Langhantel-Curls	3	8 – 10	1 – 1,5
French Press	3	8 – 10	1 – 1,5

UNTERKÖRPER

Übung	Sätze	Wiederho-lungen	Satzpause in Minuten
Front-Kniebeuge	3	6 – 8	2 – 3
gestrecktes Kreuzheben	3	10 – 12	1,5 – 2
Ausfallschritte	2 pro Seite	10 – 12	1,5 – 2
Wadenheben (stehend & sitzend, werden bei jedem Training abge-wechselt)	4	8 – 10	1 – 1,5
Plank	3	so lange halten wie möglich	1 – 1,5

Wenn fortgeschrittene Sportler öfter als dreimal pro Woche trainieren gehen möchten, empfiehlt es sich auf ein Oberkörper- Unterkörper-Training umzusteigen. Insgesamt sollte vier- bis sechsmal pro Woche trainiert werden. Oberkörper- und Unterkörpertraining werden dabei immer abgewechselt. Wenn du erst seit ein bis vier Jahren trainierst, solltest du eher vier Trainingseinheiten pro Woche einplanen. Bei sechs Trainingseinheiten pro Woche absolvierst du sowohl das Unterkörper- als auch das Oberkörpertraining dreimal pro Woche. Dadurch erreichst du ein sehr hohes Volumen. Du solltest jedoch darauf achten, dass du es wirklich schaffst, dieses Volumen auch zu regenerieren. Durch die Aufteilung in Oberkörper und Unterkörper bietet sich noch mehr Spielraum, um Isolationsübungen einzubauen und Schwachstellen gezielt auszumerzen.

Das Volumen der einzelnen Trainingseinheiten:

Oberkörper:

Brust: 54 – 68 Wiederholungen
Rücken: 72 – 86 Wiederholungen
Schulter: 30 – 36 Wiederholungen
Arme: 48 – 60 Wiederholungen

Unterkörper:

Beine: 88 – 108 Wiederholungen
Waden: 32 – 40 Wiederholungen

PUSH-PULL-BEINE-PLAN

PUSH

Übung	Sätze	Wiederho-lungen	Satzpause in Minuten
Langhantel-Bankdrücken	4	4 – 6	2 - 3
Kurzhantel-Schräg-bankdrücken	4	8 – 10	1,5 - 2
Kurzhantel-Pull-Over	3	12 – 15	1 – 1,5
Seitheben am Kabelzug	4	8 – 10	1 – 1,5
Trizepsdrücken am Kabelzug (SZ-Griff)	3	6 – 8	1 – 1,5
Trizepsdrücken überkopf am Kabelzug mit Seil	3	10 – 12	1 – 1,5

PULL

Übung	Sätze	Wiederho-lungen	Satzpause in Minuten
Klimmzug	3	4 – 6	1,5 - 2
breites Rudern am Kabelzug im Untergriff	3	8 – 10	1 – 2
Latzug mit engem Griff	3	8 – 10	1 – 2
Überzüge am Kabelturm	3	12 – 15	1 – 1,5
Butterfly Reverse	4	8 – 10	1,5 - 2
Scott Curls	3	6 – 8	1 – 1,5
Hammer Curls	3	10 – 12	1 – 1,5

BEINE

Übung	Sätze	Wiederho-lungen	Satzpause in Minuten
Kniebeuge	4	4 – 6	3 – 4
Beinpresse	3	6 – 8	2 – 3
Hackenschmidt	3	8 – 10	2 – 3
Beinstrecker (einbeinig)	2 pro Seite	12 – 15	1 – 1,5
Beinbeuger (einbeinig)	2 pro Seite	12 – 15	1 – 1,5
Wadenheben (sitzend)	3	6 – 8	1 – 1,5
Wadenheben (stehend)	3	10 – 12	1 – 1,5
Bicycle Crunch	3	15 – 25	0,5 – 1

Wie im Kapitel Frequenz bereits ausführlich beschrieben wurde, ist es effektiver jeden Muskel mindestens zweimal pro Woche zu stimulieren. Bei einem klassischen Push-Pull-Beine-Training wird jeder Muskel jedoch nur einmal belastet, da die meisten Sportler jede Einheit einmal pro Woche und damit insgesamt drei Trainingseinheiten pro Woche absolvieren. Hier macht es rein aus wissenschaftlicher Sicht mehr Sinn, dreimal pro Woche ein Ganzkörpertraining zu absolvieren. Natürlich könnten die Einheiten eines Push-Pull-Beine-Trainings auch jeweils zweimal pro Woche durchgeführt werden, was insgesamt sechs Trainingseinheiten pro Woche und somit ein extrem hohes Volumen ergäbe. Nur sehr fortgeschrittene Sportler brauchen und tolerieren ein derartiges Volumen. Für die meisten wäre es schlicht zu viel. Da der Push-Pull-Beine-Split aber sehr beliebt ist und vielen Sportlern schlichtweg Spaß macht, wollte ich trotz allem einen Beispielplan einfügen.

Zur Optimierung deines Trainings mit diesem Split könntest du den Beispielplan um eine weitere Einheit, und damit um einen vierten Trainingstag, ergänzen. So könnte z.B. ein gezieltes Training für die Schwachstellen oder ein zusätzliches Ganzkörpertraining hinzugefügt werden. Damit würde dann jeder Muskel zweimal pro Woche belastet. Diese Methode muss jedoch gut geplant und sehr genau mit der Regeneration abgestimmt werden. Durch den Push-Pull-Beine-Split werden die einzelnen Muskelgruppen häufig bis zum Versagen trainiert und brauchen darum sehr lange bis sie wieder regeneriert sind. Wenn das Ganzkörpertraining beispielsweise zwei Tage nach dem Beintraining stattfindet, ist die Beinmuskulatur meist noch nicht wieder vollständig erholt.

Volumen pro Woche bei jeweils einer Einheit aus dem Push-Pull-Beine-Plan:

Brust: 84 – 109 Wiederholungen

Rücken: 96 – 123 Wiederholungen

Beine: 106 – 138 Wiederholungen

Waden: 48 - 60 Wiederholungen

Schulter: 64 - 80 Wiederholungen

Trizeps: 48 – 60 Wiederholungen

Bizeps: 48 – 60 Wiederholungen

Bauch: 45 - 75 Wiederholungen

FOKUSTRAININGS

Ein Ganzkörpertraining und schwere Grundübungen sind das Fundament, um Muskeln aufzubauen. Mit der Zeit ergeben sich jedoch häufig Schwachstellen. Also Muskeln, die weniger ausgeprägt sind als andere. Hierfür kann es verschiedene Gründe geben: ein unausgeglichenes Training, eine schlechte Übungsausführung oder schlichtweg genetische Dispositionen. Je länger du trainierst, desto mehr solltest du dein Training also an deine persönlichen Schwachstellen anpassen. Dafür habe ich dir die nachfolgenden Fokustrainings erstellt. Diese zeigen dir genau auf, wie du bestimmte Muskeln am effektivsten trainierst. Die Pläne zeigen dir nicht nur welche Übungen für den jeweiligen Muskel am effektivsten sind, sondern auch mit welchen Griffbreiten, Fußstellungen, usw. du den Fokus gezielt auf bestimmte Muskeln legen kannst.

Du kannst die Fokustrainings auf drei verschiedene Arten nutzen:

- als 5er-Split
- als zusätzlichen Tag
- als Anreiz

Ebenso wie du einen Push-Pull-Beine-Split aufbaust, könntest du auch einen 4er- oder 5er-Split gestalten. Du teilst deine Muskeln also in die verschiedenen Kategorien auf und trainierst an jedem Tag nur eine Muskelpartie. So könntest du die fünf Fokustrainings jeweils an einem Tag pro Woche durchführen. Diese Methode ist jedoch nicht meine erste Wahl, da es, wie bereits zuvor erklärt, sinnvoller ist, jeden Muskel mindestens zweimal pro Woche zu belasten.

Die zweite Möglichkeit wäre es, nur eine Einheit aus den Fokustrainings mit in deine Trainingsroutine einzubauen. Du könntest also z.B. einen Ganzkörperplan oder Oberkörper-Unterkörper-Plan nutzen und einen zusätzlichen Tag für deine Schwachstelle hinzufügen. Wenn deine Schwachstelle die Arme und der Nacken sind, könntest du beispielsweise dreimal pro Woche ein Ganzkörpertraining absolvieren und in der vierten Trainingseinheit der Woche den Arme-Schultern-Nacken-Plan absolvieren. Hierbei musst du darauf achten, das Volumen vom Fokustag an das Volumen der restlichen Trainingseinheiten der Woche anzupassen. Denke daran, dass meine Fokustrainings lediglich Beispiele sind.

Ich würde dir jedoch empfehlen, zuerst die dritte Variante zu testen, also die Fokustrainings nur als Anreiz zu nutzen. Oft reicht es schon, eine Übung auszutauschen oder eine zusätzliche Übung in dein Training zu integrieren. Wenn du bisher z.B. primär Kniebeugen für deinen Gesäßmuskel gemacht hast, mit der Entwicklung deines Hinterns jedoch nicht zufrieden bist, nutze nun Hip Thrusts. Bei ihnen ist die Gluteus-Muskulatur deutlich aktiver. Manchmal genügt es sogar bereits, die technische Ausführung einer Übung etwas zu verändern. Wenn du beispielsweise mit dem äußeren Schwung deines Quadrizeps nicht zufrieden bist, drehe die Fußspitzen beim Beinstrecker nach innen. Dadurch wird der Fokus mehr auf den äußeren Teil deines Oberschenkels gelegt. Du kannst die Fokustrainings also auch als Inspiration nehmen, um dein Training effizienter und abwechslungsreicher zu gestalten und gezielter auf deine Schwachstellen einzugehen. Wenn du dir deinen individuellen Trainingsplan erstellst, analysiere zuerst deine Schwächen, deine Stärken und dein benötigtes Trainingspensum. Schaue dann in den Fokustrainings nach, welche Übungen und Techniken ideal für dich sind und erstelle dir anhand dieser Informationen einen perfekt auf dich zugeschnittenen Trainingsplan.

ARME-SCHULTERN-NACKEN

Übung	Sätze	Wieder-holungen	Satzpause in Minuten
Military Press im Stehen mit Kurzhanteln	3	6 – 8	1 – 2
Seitheben am Kabelzug	3	8 – 10	1 – 1,5
Reverse Cable Cross	3	8 – 10	1 – 1,5
Scott Curls mit SZ-Stange	3	6 – 8	1 – 1,5
Kurzhantel-Curls eingedreht	3	8 – 10 pro Arm	1 – 1,5
French Press	3	6 – 8	1 – 1,5
Trizepsdrücken am Kabelzug (SZ-Griff)	3	8 – 10	1 – 1,5
Shrugs an der Multi-presse	4	8 – 10	1 – 1,5

Die effektivste Übung für den Musculus Deltoideus Pars Clavicularis (vordere Schulter) ist das Überkopfdrücken. Hierbei hast du die Möglichkeit zwischen Langhantel und Kurzhantel sowie zwischen einer stehenden und sitzenden Ausführung zu wählen. Hinsichtlich der Hypertrophie der vorderen Schulter ist das Überkopfdrücken mit Kurzhanteln dem Überkopfdrücken mit einer Langhantel vorzuziehen. Möchtest du zusätzlich auch den Musculus Deltoideus Pars Acromialis (mittlere Schulter) und den Musculus Deltoideus Pars Spinalis (hintere Schulter) trainieren, solltest du das stehende Überkopfdrücken mit Kurzhanteln in deinen Plan aufnehmen. Hier ist zum einen die Muskelaktivität der vorderen Schulter, durch die Nutzung von Kurzhanteln, sehr hoch, zum anderen muss dein Körper im Stand und bei der Nutzung von Kurzhanteln mehr Stabilisationsarbeit leisten, die in diesem Fall unter anderem von der mittleren und hinteren Schulter geleistet wird *(Saeterbakken & Fimland, 2013)*. Ist dein Ziel jedoch das isolierte Training der vorderen Schulter, solltest du, wie im Plan angegeben, lieber das sitzende Kurzhantel-Überkopfdrücken ausführen. Im Sitzen muss der Körper weniger Stabilisationsarbeit leisten, weshalb du hierbei vermutlich etwas mehr Gewicht bewegen kannst, was dir ein Training in einem höheren Intensitätsbereich ermöglicht. Außerdem fällt es den meisten Sportlern leichter sich auf das Muskelgefühl zu konzentrieren, wenn sie das Überkopfdrücken im Sitzen ausführen.

Auch beim Langhantel-Überkopfdrücken kannst du mehr Gewicht bewegen als mit Kurzhanteln, da du weniger stabilisieren musst. Hierbei ist es zwar schwerer den Fokus nur auf einen Teil der Schulter zu legen, das Langhantel-Überkopfdrücken ist aber die absolute Grundlagenübung, um insgesamt mehr Schultermasse aufzubauen.

Die mittlere Schulter wird am besten durch das Seitheben stimuliert *(Ehlers Botton et al., 2013)*. Hierbei kannst du die Hypertrophie durch die Armstellung unterstützen, wobei sich ein leicht nach innen rotierter Arm als besonders effektiv erwiesen hat. Der Ellenbogen sollte dabei den höchsten Punkt des Armes bilden und die konzentrische Bewegungsphase führen. Hast du Schulterprobleme, kann diese Innenrotation jedoch Schmerzen verursachen. In diesem Fall solltest du die Übung lieber ohne eine zusätzliche Innenrotation ausführen.

Eine weitere Möglichkeit ist das Seitheben am Kabelturm. Wenn du dich dabei leicht vom Kabelturm weglehnst, kannst du die mittlere Schulter noch effektiver stimulieren, da diese bei der letzten Phase der Bewegung in Richtung Schulterhöhe wesentlich aktiver ist, während die erste Bewegungsphase hauptsächlich von der Rotatorenmanschette ausgeführt wird. Durch die Schräglage des Oberkörpers führt nun die mittlere Schulter einen Großteil der Bewegung aus, wodurch sie insgesamt einem stärkeren Wachstumsreiz ausgesetzt werden kann. Um mehr Abwechslung in dein Training zu bringen, kannst du auch auf den Upright Row zurückgreifen. Hier führt ein breiter Griff zu einer besseren Stimulation der mittleren Schulter als ein enger. Du solltest den Upright Row also mit einem etwas mehr als schulterbreiten Griff ausführen *(McAllister et al., 2013)*. Da der Upright Row jedoch eine verletzungsanfälligere Bewegung ist, solltest du ihn nur als Ergänzung nutzen und nicht mit hohen Lasten ausführen. Wenn du aktuell unter Schulterbeschwerden leidest, verzichte lieber ganz auf diese Übung.

Um die hintere Schulter isoliert zu trainieren, eignet sich vor allem der Butterfly Reverse *(Franke et al., 2015)*. Aber auch Übungen wie Face Pulls oder das enge Rudern am Kabelturm können für die Hypertrophie der hinteren Schulter eingesetzt werden. Dabei solltest du den Butterfly Reverse und die Face Pulls anderen Übungen, wie z.B. dem Rudern, vorziehen, da bei ersteren die hintere Schulter isolierter trainiert wird und dementsprechend besser als Schwachstelle in den Fokus genommen werden kann.

Neben den Schultern stellen oft auch die Arme eine Schwachstelle dar. Die Arme teilen sich in Bizeps und Trizeps auf.

Dein Bizeps unterteilt sich in zwei Muskeln:

- Biceps Brachii
- Brachialis

Ist der Bizeps deine Schwachstelle, solltest du hierfür mindestens zwei Übungen in dein Training einplanen. Dabei wird eine Übung mit hoher Intensität trainiert (etwa 4 – 8 Wiederholungen) und eine mit niedriger Intensität (etwa 10 – 15 Wiederholungen). Für die schwere Übung bieten sich SZ-Curls oder Langhantel-Curls an, da man hier meist mehr Gewicht bewegen kann als bei Varianten mit der Kurzhantel oder mit einer eingedrehten Bewegung. Um aber wirklich alle Anteile des Bizeps ausreichend zu beanspruchen, solltest du zusätzlich eine eingedrehte Bewegung in dein Training integrieren. Dies können z.B. eingedrehte Bizeps-Curls mit Kurzhanteln sein. Bei jeder Bizepsübung solltest du darauf achten, dass:

- du den vollen Bewegungsradius nutzt; die Ellenbogen sind nach der exzentrischen Phase fast vollkommen gestreckt.
- deine Ellenbogen immer direkt neben dem Oberkörper sind und sich während der Übung nicht bewegen.
- du deine Handgelenke gerade, also in Verlängerung des Unterarms, hältst.

Der Triceps Brachii (Trizeps) besteht aus einem Muskel, der sich in drei Köpfe unterteilt:

- medialer (innerer) Kopf
- lateraler (äußerer) Kopf
- langer Muskelkopf

Der äußere Kopf des Trizeps wird vor allem bei Übungen wie den Cable Pushdowns, bzw. dem Trizepsdrücken am Kabelzug, gut stimuliert. Hierbei solltest du jedoch darauf achten, immer deine eigene Schulterbreite als Maß für die Griffbreite zu verwenden. So muss eine zierliche Frau beispielsweise viel enger greifen, um einen schulterbreiten Griff zu erreichen als ein breit gebauter Bodybuilder, der seit 15 Jahren regelmäßig trainiert. Der lange Muskelkopf hingegen kreuzt die Schulter. Somit wird dieser Kopf des Trizeps auch bei einer Bewegung der Schulter beansprucht. Daher eignen sich für ein isoliertes Training des langen Muskelkopfes vor allem Übungen überkopf, die die Schulter in eine Streckung bringen. Übungsbeispiele hierfür sind die sogenannten Skull Crusher oder das Trizepsdrücken überkopf mit einem Seil am Kabelturm.

Spricht man von Nackenmuskulatur, ist meist der obere Anteil des Trapezmuskels gemeint. Um eine Hypertrophie in dieser Muskulatur zu erreichen, solltest du mindestens eine Übung in dein Training integrieren, die sich gezielt auf den Nacken konzentriert. Hierbei haben sich vor allem Shrugs als effektiv erwiesen. Deine Griffbreite sollte etwa eine Hand breiter als deine Schulterbreite sein, da so der obere Anteil des Trapezmuskels am effektivsten stimuliert wird *(Pizzari et al., 2014)*. Außerdem wird der obere Anteil des Trapezmuskels z.B. auch bei Übungen wie dem Kreuzheben mittrainiert; allerdings in isometrischer Form.

BRUST

Übung	Sätze	Wiederholungen	Satzpause in Minuten
Langhantel-Flachbankdrücken	4	4 – 6	2 -3
Kurzhantel-Schrägbankdrücken	3	8 – 10	1 -2
Cable Cross	3	10 – 12	1 – 1,5
Pull-Over	2	12 – 15	1 – 1,5

Das Langhantel-Flachbankdrücken ist die beste Grundübung für deine Brust. Neben der Schulter- und Trizepsmuskulatur wird hierbei vor allem dein Brustmuskel trainiert. Je näher du die Langhantel zur Brust absenkst, desto mehr dehnst und involvierst du diese. Das macht deutlich, dass „halbes Bankdrücken", bei dem die Langhantel nur so weit herunter gelassen wird, dass die Ellenbogen einen 90°-Winkel ergeben, wenig Sinn macht. Du kannst deine Brustmuskeln beim Bankdrücken also sehr stark aktivieren *(Schick et al., 2010; Ogasawara, 2012; Pinto et al., 2013)*. Außerdem ist Bankdrücken eine Übung, bei der du viel Gewicht benutzen und somit eine hohe mechanische Last erzeugen kannst. Es besteht ein eindeutiger Zusammenhang zwischen der Kraftsteigerung im Bankdrücken und der Masse deiner Brustmuskulatur *(Akagi et al., 2014)*. Da Langhantel-Bankdrücken auch koordinativ sehr anspruchsvoll ist, wirst du dadurch außerdem in den meisten Drückübungen stärker.

Durch einen engen Griff beim Bankdrücken fokussierst du deinen Trizeps stärker. Die Brust wird natürlich weiterhin mitbelastet, wobei sich der Fokus jedoch etwas mehr auf den oberen Anteil der Brust verschiebt. Da der Trizeps nun stärker involviert ist, kannst du bei einem engen Griff allerdings etwas weniger Gewicht benutzen, da der Trizeps ein deutlich kleinerer Muskel ist. Du solltest also nur dann einen engen Griff wählen, wenn du gezielt deinen Trizeps oder deine obere Brust stärker belasten möchtest. Auch wenn bei der Brust von einem oberen, mittleren und unteren Anteil gesprochen wird, kann man die Bereiche nicht ganz isoliert trainieren, da der Pectoralis Major (großer Brustmuskel) aus einem einzigen Muskel besteht. Du kannst also lediglich den Fokus auf den oberen oder unteren Anteil des Muskels verschieben, wirst aber dennoch immer den gesamten Muskel trainieren.

Möchtest du den Trizeps nicht stärker involvieren und dennoch den oberen Anteil der Brust fokussieren, solltest du das Schrägbankdrücken wählen. Für den unteren Anteil der Brust eignet sich das Negativ-Bankdrücken.

Wenn du das Bankdrücken mit Kurzhanteln ausführst, wird deine Stabilisation noch effektiver trainiert, du kannst die Gewichte tiefer absenken und damit eine größere Aktivität der Brust erzeugen. Dafür kannst du mit Kurzhanteln jedoch etwas weniger Gewicht bewegen als mit einer Langhantel. Hier kann es Sinn machen, beide Varianten regelmäßig abzuwechseln. Es bietet sich z.B. an, als erste Übung das Langhantel-Bankdrücken zu absolvieren, um eine möglichst große mechanische Last zu erzeugen und im Anschluss Kurzhantel-Schrägbankdrücken durchzuführen, um die obere Brust und Stabilisation stärker zu fokussieren. Ein Bankwinkel von ca. 45° ist hierbei am effektivsten, um den oberen Anteil der Brust zu fokussieren *(Trebs et al., 2010)*.

Auch Fliegende können sowohl auf einer Flachbank als auch auf einer Schrägbank durchgeführt werden, um den Fokus auf die obere, mittlere oder untere Brust zu legen. Da Fliegende eine Isolationsübung für die Brust darstellen, bietet sich diese Übung ideal an, um viel metabolischen Stress im Muskel anzuhäufen. Bei den Fliegenden mit der Kurzhantel entsteht ein Punkt ohne Spannung in der Mitte der Bewegung; nämlich genau dann, wenn du beide Arme senkrecht über deinem Körper hältst. Wenn du möglichst viel metabolischen Stress erzeugen möchtest, solltest du den Muskel jedoch durchgehend unter Spannung lassen. Darum eignen sich hierfür eher Cable Cross oder Fliegende an einer Maschine.

RÜCKEN

Übung	Sätze	Wiederho-lungen	Satzpause in Minuten
Latzug (Griff eine Hand breiter als schulterbreit)	4	6 - 8	1 - 2
enges Rudern am Kabelturm	3	8 - 10	1 - 1,5
Kurzhantel-Rudern einarmig	2 pro Seite	10 - 12	1 - 1,5
High Row im Untergriff	3	12 - 15	0,5 - 1

Generell kannst du bei deinem Rückentraining frei wählen, ob du lieber Klimmzüge oder Latzüge machen möchtest. Beide Übungen sind gleich effektiv, um deinen Latissimus dorsi (breiter Rückenmuskel) zum Wachsen zu bringen. Der einzige Unterschied liegt in der Aktivität des Bizepses; dieser ist bei Klimmzügen meist aktiver als beim Latzug *(Doma et al., 2013)*. Außerdem arbeiten bei freien Übungen wie den Klimmzügen mehr stabilisierende Muskeln mit, sodass du z.B. automatisch den Bauch mit trainierst. Möchtest du also deinen Rücken wirklich isoliert trainieren, empfehle ich dir eher zum Latzug zu greifen. Möchtest du möglichst viele Muskeln gleichzeitig trainieren und eine alltagsnähere Bewegung ausführen, eignet sich der Klimmzug besser. Solltest du Schwierigkeiten damit haben deinen Latissimus beim Training anzusteuern, empfiehlt es sich, einige leichte Aufwärmsätze zu absolvieren, bei denen du versuchst, gezielt den Latissimus zu spüren *(Snyder & Leech, 2009)*. Es kann auch helfen, wenn ein Trainingspartner deinen Latissimus während der Bewegung mit einer Hand berührt oder einen Finger leicht in den Muskel drückt. Dadurch spürt man besser, welchen Muskel man anspannen soll und baut mit der Zeit eine bessere Muscle-Mind-Connection auf.

Du kannst zwischen verschiedenen Griffen und Griffbreiten wählen. Am effektivsten ist eine Griffbreite, die eine Hand breiter als deine eigene Schulterbreite ist *(Andersen et al., 2013)*. Auch hier solltest du jedoch in regelmäßigen Abständen den Griff oder die Griffbreite variieren, damit auch wirklich jeder Anteil deiner Rückenmuskulatur ausreichend trainiert wird. Grundsätzlich wird beim Obergriff der Rücken stärker involviert als beim Untergriff *(Lusk et al., 2010)*. Im Untergriff wird dafür der Bizeps stärker beansprucht. Manchmal sieht man im Studio auch den Latzug zum Nacken. Dabei ziehst du die Stange nicht zur Brust, sondern hinter deinem Kopf entlang in Richtung Nacken. Diese Ausführung bringt jedoch, durch die ungünstige Position der Schulter, ein höheres Verletzungsrisiko mit sich, weshalb sie nicht zu empfehlen ist. Auch die Latissimus-Aktivität ist beim Latzug in den Nacken nicht höher *(Handa et al., 2005; Sperandei et al., 2009; Snarr et al., 2015)*. Eine Studie zeigte sogar eine höhere Latissimus-Aktivität beim Latzug zur Brust *(Signorile et al., 2002)*.

Hier noch mal einige Tipps, die du beim Latzug oder den Klimmzügen beachten solltest:

- Brust leicht nach vorne schieben, damit der Rücken gerade bleibt.
- Die Ellenbogen führen die Bewegung; konzentriere dich darauf, sie in einer geraden Linie in Richtung Boden zu ziehen.
- Führe vorher einige Aufwärmsätze durch, z.B. Überzüge am Kabelturm, damit du beim eigentlichen Training ein gutes Muskelgefühl hast.
- Ziehe die Stange zur Brust und nicht zum Nacken, um Schulterverletzungen zu vermeiden.
- Die Griffbreite sollte etwas breiter als schulterbreit sein.
- Nutze primär den Obergriff.

Um deine Rückentiefe zu verbessern, sind vor allem Ruderübungen sehr effektiv, da diese sowohl deinen Latissimus als auch deinen Trapezmuskel stimulieren *(Lehman et al., 2004)*. Kurzhantel- und Langhantel-Rudern sind hierbei die effektivsten Freihantelübungen. Da der untere Rücken hierbei nicht gestützt wird, wird nicht nur der Rückenstrecker mitbelastet, sondern auch der Latissimus stärker aktiviert *(Fenwick et al., 2009)*. Gerade das Kurzhantel-Rudern ist ideal, um der Entstehung von Schwachstellen vorzubeugen oder um bereits bestehende Schwachstellen auszumerzen. Da du rechts und links getrennt voneinander trainierst, stellst du sicher, dass beide Seiten gleich stark belastet und einem effektiven Trainingsreiz ausgesetzt werden. Wenn z.B. deine linke Seite etwas schwächer ist, würde dir das beim Latzug vermutlich nie wirklich auffallen. Beim Kurzhantel-Rudern wird jede Seite jedoch isoliert trainiert, wodurch du sofort merkst, wenn eine Dysbalance zwischen den beiden Seiten besteht.

Achte beim Kurzhantel-Rudern auf folgende Punkte:

- Die Schulterblätter während der gesamten Übung zusammenziehen.
- Kontrolliert und ohne Schwung arbeiten.
- Die Hand mit der Hantel entlang der Hüfte, nicht entlang der Taille führen.

Um den Rückenstrecker mehr zu beanspruchen, kannst du das enge Rudern am Kabelturm auch mal gegen das Langhantel-Rudern austauschen. Generell wird der Rückenstrecker aber auch beim Kurzhantel-Rudern und allen anderen freien Rückenübungen, wie z.B. dem T-Bar-Rudern, trainiert. Wenn du in deinem Beintraining Kreuzheben ausführst, hast du den Rückenstrecker in der Regel bereits ausreichend belastet, sodass du beim eigentlichen Rückentraining den Fokus auch mehr auf den Latissimus Dorsi und den Musculus Trapezius (Trapezmuskel) legen kannst.

Um wirklich alle Bereiche deiner Rückenmuskulatur ausreichend zu beanspruchen, solltest du auch Übungen wie das Überkopfrudern an der High-Row-Maschine in dein Training integrieren. Diese Maschine gibt es allerdings nicht in jedem Fitnessstudio. Alternativ zu dieser Übung kannst du aber auch Überzüge am Kabelturm machen.

BEINE-PO

Übung	Sätze	Wiederho-lungen	Satzpause in Minuten
Front-Kniebeuge	4	4 – 6	3 - 4
gestrecktes Kreuzheben	4	6 – 8	2 - 3
Hip Thrusts	4	6 – 8	2 - 3
Walking Lunges	2	10 – 12	1 - 1,5
Beinbeuger (Maschine)	2	10 – 12	1 - 1,5

Um den Quadrizeps Femoris (Oberschenkelmuskel) zum Wachstum zu stimulieren, haben sich klassische Kniebeugen als effektivste Übung erwiesen. Sie involvieren nicht nur sehr viele Muskeln, sondern ermöglichen es auch hohe Lasten zu bewegen. Bei Front Squats liegt der Fokus sogar noch stärker auf dem Quadrizeps und weniger auf dem Beinbizeps oder dem Gluteus *(Yavuz et al., 2015; Contreras et al., 2016)*. Wärme dich vor dem Beugen immer gut auf und führe einige Mobilitätsübungen durch, um wirklich tief in die Beuge gehen zu können. Für die Hypertrophie des Quadrizeps ist nämlich die Tiefe des Squats entscheidender als z.B. die Standbreite. Hier kann es sich gegebenenfalls also anbieten, lieber einen etwas breiteren Stand zu wählen und dafür den vollen Bewegungsradius zu nutzen *(Bloomquist et al., 2013; Contreras et al., 2016)*. Wenn es für dich möglich ist, solltest du aber einen etwa schulterbreiten Stand wählen, da du den Oberschenkel so sehr gleichmäßig belastest. Dennoch belastest du immer den gesamten Quadrizeps, unabhängig davon, ob du enger als schulterbreit, schulterbreit oder breiter als schulterbreit stehst *(McCaw & Melrose, 1999; Escamilla et al., 2001; Ebben et al., 2009; Paoli et al., 2009)*.

Hast du allerdings generell Einschränkungen in deiner Mobilität, führe die Bewegungen immer nur so weit aus, wie du sie technisch sauber ausführen kannst. Integriere dann lieber einige zusätzliche Mobilitätsübungen in deine Aufwärmroutine, um irgendwann die volle Beuge ausführen zu können. Sollten deine Quadrizepse eine Schwachstelle sein, empfehle ich dir, zusätzlich zu den Kniebeugen noch den maschinellen Beinstrecker in dein Training aufzunehmen. Hier kannst du die Quads wirklich isoliert trainieren und an deinem Muskelgefühl arbeiten. Wenn du die Zehenspitzen beim Beinstrecker nach innen drehst, belastest du stärker den äußeren Anteil des Quadrizeps. Drehst du die Zehenspitzen beim Beinstrecker nach außen, belastest du den inneren Anteil des Quadrizeps stärker *(Signorile et al., 1994; Stoutenberg et al., 2005)*. Solltest du jedoch Knieprobleme haben, lasse den Beinstrecker an der Maschine lieber aus und konzentriere dich auf die Kniebeuge als Hauptübung. Wenn du keine Kniebeugen ausführen kannst, stellen der Hackenschmidt oder die Beinpresse eine gute Alternative dar. Diese Übungen werden zwar nicht frei ausgeführt, ermöglichen es aber auch hohe Lasten zu bewegen.

Um ein gutes Wachstum im Musculus Biceps Femoris (Beinbizeps oder Beinbeuger) zu erreichen, müssen zwei Bewegungen trainiert werden: die Kniebeugung und die Hüftstreckung. Der Beinbeuger setzt sowohl an der Hüfte als auch am Knie an, wodurch er bei der klassischen Kniebeuge gleichzeitig gestreckt und zusammengezogen wird. Das sorgt dafür, dass bei der Kniebeuge nur eine geringe Spannung im Beinbeuger entsteht. Die Kniebeuge ist also keine effektive Übung, um den Beinbeuger zu stimulieren *(Ebben, 2009)*. Klassisches Kreuzheben bietet sich dafür bereits etwas besser an, da auch hierbei die Knie gebeugt sind, die Hüfte jedoch bereits weiter oben startet *(Escamilla et al., 2002; Ebben et al., 2009)*. Gestrecktes Kreuzheben ist noch effektiver, da der Muskel stark gedehnt wird und gleichzeitig intensiv kontrahieren muss. Dadurch entsteht neben der hohen Last ein starker metabolischer Reiz. Es können jedoch auch sehr starke Muskelschäden entstehen, weshalb die Belastung beim gestreckten Kreuzheben nicht zu hoch sein sollte. Der Fokus sollte auf dem Beinbeuger liegen; hierfür reichen beim gestreckten Kreuzheben meist moderate Intensitäten. Durch zu hohe Lasten werden der Gluteus und der Rückenstrecker zu stark involviert und übernehmen einen großen Teil der Arbeit.

Neben den hüftstreckenden Übungen wie dem Kreuzheben, können auch die beinbeugenden Übungen genutzt werden. Insbesondere das Beinbeugertraining an einer Maschine bietet sich hierfür an *(Schoenfeld et al., 2015)*, wobei dieses im Sitzen und im Stehen gleich effektiv ist. Auch hier kann die Ausrichtung der Zehenspitzen den Fokus auf den Muskel verändern. Wenn du deine Füße nach außen drehst, aktivierst du den äußeren Teil des Beinbizeps stärker; drehst du die Füße nach innen, wird der innere Teil des Beinbizeps mehr belastet *(Lynn & Costingan, 2009)*.

Die Aufgabe des Gluteus Maximus (großer Gesäßmuskel) ist die Hüftstreckung. Ein Wachstum des Gesäßes kann am besten mit Hip Thrusts erreicht werden, da hier die Hüftstreckung im vollen Bewegungsradius trainiert wird. Die Kniebeuge ist zwar eine ideale Übung, um möglichst viele Bein- und Po-Muskeln gleichzeitig zu stimulieren, die höchste Gluteus-Aktivierung findet hierbei jedoch nicht statt *(Contreras et al., 2016)*. Bei einer Low-Bar-Kniebeuge wird der Gluteus stärker involviert als bei der High-Bar-Kniebeuge *(Glassbrook et al., 2017)*. Da jedoch nur eine High-Bar-Kniebeuge eine Ausführung im vollen Bewegungsumfang ermöglicht, sollte diese bevorzugt werden. Durch eine tiefe Kniebeuge wird nicht nur der Quadrizeps stärker aktiviert, sondern auch der Gluteus *(Caterisano et al., 2002)*. Auch ein breiterer Stand erhöht die Gluteus-Aktivität *(McCaw & Melrose, 1999)*. Es lohnt sich dennoch zusätzliche Übungen gezielt für die Po-Muskulatur zu ergänzen. Ebenso wie beim Latissimus kann es Sinn machen mit einigen Warm-up-Übungen zu beginnen, die das Gesäß aktivieren. So ist es danach leichter den Gluteus gezielt anzuspannen. Beim Hip Thrust solltest du die Füße um etwa 30° nach außen drehen, damit sie entlang des Muskelfaserverlaufs ausgerichtet sind und du ein besseres Wachstum deiner Gesäßmuskulatur erreichst. Um auch den Gluteus Medius (kleiner oder äußerer Gesäßmuskel) effektiv zu trainieren und so eine runde und volle Gesäßmuskulatur aufzubauen, solltest du zudem einbeinige Übungen in dein Training integrieren. Da dieser Muskel vorwiegend Stabilisationsfunktion hat, wird er vor allem bei Übungen wie den Walking Lunges stimuliert. Lunges, also Ausfallschritte, sind außerdem eine gute Übung, um noch mal den gesamten Unterkörper zu beanspruchen und die intermuskuläre Koordination zu trainieren.

BAUCH-WADE

Übung	Sätze	Wiederho-lungen	Satzpause in Minuten
Plank mit Ellenbogen unter Augen	2	so lange halten wie möglich	1 – 1,5
hängendes Beinheben	3	10 - 12	1 – 1,5
Roll-Outs	2	8 - 10	1 – 1,5
Side Plank	2 pro Seite	so lange halten wie möglich	1 – 1,5
Donkey Calf Raise	4	8 - 10	1 – 1,5
Wadenheben sitzend (OS-US: 45°)	4	8 - 10	1 – 1,5

OS = Oberschenkel, US = Unterschenkel

Die meisten Trainierenden denken beim Thema Bauchmuskulatur als erstes an den Rectus Abdominis (gerader Bauchmuskel), besser bekannt als das Sixpack.

Eigentlich unterteilt sich die Bauchmuskulatur aber in drei Hauptmuskelgruppen:

- Rectus Abdominis (gerader Bauchmuskel)
- Transversus Abdominis (querverlaufender Bauchmuskel)
- Obliquus Abdominis (schräger Bauchmuskel)

Die schräge Bauchmuskulatur unterteilt sich wiederum in einen äußeren und einen inneren Anteil. Ein effektives Bauchmuskeltraining sollte folglich alle drei Hauptmuskelgruppen des Bauches berücksichtigen.

Für den Rectus Abdominis sind sogenannte „Roll-Outs" die effektivste Übung *(Hildenbrand & Noble, 2004; Youdas et al., 2008)*. Hierbei gibt es verschiedene Möglichkeiten der Übungsausführung. Viele Sportler nutzen einfach eine Langhantel mit Gewichtsscheiben. Es gibt aber auch die Möglichkeit Roll-Outs mit einem TRX-Band auszuführen oder sich einfach ein entsprechendes Trainingsgerät zuzulegen. Dieses ist in Geschäften meist unter dem Namen „Bauchmuskelroller" erhältlich. Roll-Outs gehören klar zu den fortgeschrittenen Übungen, weshalb es besonders wichtig ist, dass du zunächst eine gute Grundmuskulatur aufbaust, bevor du sie in dein Training aufnimmst. Außerdem solltest du die Bewegung nur so weit ausführen, wie du den Rücken stabil halten kannst, also nicht ins Hohlkreuz fällst. Alternativ kannst du die Übung auch zunächst im Stand mit einem TRX-Band üben und dich dann immer weiter in die liegende Position vorarbeiten.

Um ein ausgeprägtes Sixpack zu bekommen, ist auch das hängende Beinheben sehr effektiv. Ein willkommener Nebeneffekt ist, dass du hierbei gleichzeitig deine Griffkraft trainierst, auf die du bei Übungen wie dem

Kreuzheben oder den Klimmzügen angewiesen bist. Der Hauptfokus dieser Übung sollte dennoch auf der geraden Bauchmuskulatur liegen. Wenn deine Griffkraft also noch nicht ausreicht, um genügend Wiederholungen ausführen zu können, verwende Armschlaufen oder führe das Beinheben liegend auf einer Gymnastikmatte aus. Ein Nachteil am Beinheben ist, dass der Hüftbeuger recht stark belastet wird. Wenn du also am Tag zuvor ein Beintraining absolviert hast, solltest du eventuell lieber eine andere Übung für die Bauchmuskulatur durchführen oder zumindest statt dem hängenden das liegende Beinheben ausführen.

Ist es dein vorrangiges Ziel ein gut sichtbares Sixpack zu bekommen, musst du außerdem einen niedrigen Körperfettanteil (KFA) erreichen. Dabei ist es individuell sehr verschieden, ab welchem KFA die Bauchmuskeln zum Vorschein kommen. So kann Max beispielsweise bereits mit einem KFA von 14 % ein sichtbares Sixpack haben, während Karl seinen KFA dafür auf 11 % senken muss. Um deinen KFA zu reduzieren, musst du eine negative Kalorienbilanz erreichen, also über den Tag hinweg weniger Kalorien über die Nahrung aufnehmen als du verbrauchst. Durch schweres Krafttraining sicherst du gleichzeitig einen maximalen Muskelerhalt, sodass dein Sixpack und auch alle anderen Muskelgruppen definierter aussehen. Dennoch liegt die eigentliche Hauptfunktion der Bauchmuskulatur in der Stabilisation.

Funktionen der Bauchmuskulatur:

- Stabilisation des Rumpfes
- Schutz der Organe
- Hilfsmuskulatur für die Atmung

Es macht also Sinn, auch diese Stabilisationsfunktion im Trainingsplan zu berücksichtigen. Bei der Side Plank und der klassischen Plank wird genau diese trainiert. Hier werden außerdem vorrangig die querverlaufende und die schräge Bauchmuskulatur beansprucht, sodass du durch eine Integration dieser beiden Übungen alle drei Hauptgruppen der Bauchmuskulatur innerhalb eines Trainings abdeckst. Möchtest du bei der Plank trotzdem den Fokus auf den Rectus Abdominis richten, solltest du die Ellenbogen, anstatt unter den Schultern, auf Augenhöhe aufstellen *(Schoenfeld et al., 2014)*.

Die Wade ist ein Muskel, der häufig eine Schwachstelle darstellt. Auch wenn es vielen Menschen schwer fällt, die Wade zum Wachsen zu bringen, ist es durchaus möglich, wenn man sie konstant trainiert. Um sowohl den Soleus (Schollenmuskel) als auch den Gastrocnemius (zweiköpfiger Wadenmuskel) zum Wachstum zu stimulieren, solltest du sowohl sitzende als auch stehende Wadenübungen ausführen. Generell fällt es den meisten Sportlern bei sitzenden Wadenübungen oft leichter ein Muskelgefühl zu entwickeln. Da der zweiköpfige Wadenmuskel aber nicht nur an der Fußstreckung, sondern auch an der Kniebeugung beteiligt ist, wird er bei sitzenden Wadenübungen durch die permanente Beugung des Knies bereits vor der eigentlichen Übungsausführung verkürzt, sodass er während der Übung selbst nicht mehr so stark kontrahieren kann *(Hébert-Losier et al., 2012)*. Die Donkey Calf Raises sind gerade für die Hypertrophie im zweiköpfigen Wadenmuskel gut geeignet; jedoch gibt es nur in den wenigsten Fitnessstudios eine entsprechende Maschine. Hast du einen Trainingspartner, kannst du dir von diesem einfach eine Hantelscheibe auf den Rücken legen lassen. Alternativ kannst du auch das klassische stehende Wadenheben an der Maschine oder mit einer Kurzhantel ausführen. Generell solltest du beim Wadenheben verschiedene Standbreiten austesten, um genau die Breite zu finden, bei der du das beste Muskelgefühl hast.

QUELLEN

Akagi, Ryota, Yukihiro Tohdoh, Kuniaki Hirayama, und Yuji Kobayashi. „Relationship of Pectoralis Major Muscle Size with Bench Press and Bench Throw Performances". Journal of Strength and Conditioning Research 28, Nr. 6 (Juni 2014): 1778–82. https://doi.org/10.1519/JSC.0000000000000306.

Almstedt, Hawley C., Jacqueline A. Canepa, David A. Ramirez, und Todd C. Shoepe. „Changes in Bone Mineral Density in Response to 24 Weeks of Resistance Training in College-Age Men and Women". Journal of Strength and Conditioning Research 25, Nr. 4 (April 2011): 1098–1103. https://doi.org/10.1519/JSC.0b013e3181d09e9d.

American College of Sports Medicine, Wojtek J. Chodzko-Zajko, David N. Proctor, Maria A. Fiatarone Singh, Christopher T. Minson, Claudio R. Nigg, George J. Salem, und James S. Skinner. „American College of Sports Medicine Position Stand. Exercise and Physical Activity for Older Adults". Medicine and Science in Sports and Exercise 41, Nr. 7 (Juli 2009): 1510–30. https://doi.org/10.1249/MSS.0b013e3181a0c95c.

Andersen, Vidar, Marius S. Fimland, Espen Wiik, Anders Skoglund, und Atle H. Saeterbakken. „Effects of Grip Width on Muscle Strength and Activation in the Lat Pull-Down". Journal of Strength and Conditioning Research 28, Nr. 4 (April 2014): 1135–42. https://doi.org/10.1097/JSC.0000000000000232.

Anton, Maria M., Miriam Y. Cortez-Cooper, Allison E. DeVan, Daria B. Neidre, Jill N. Cook, und Hirofumi Tanaka. „Resistance Training Increases Basal Limb Blood Flow and Vascular Conductance in Aging Humans". Journal of Applied Physiology (Bethesda, Md.: 1985) 101, Nr. 5 (November 2006): 1351–55. https://doi.org/10.1152/japplphysiol.00497.2006.

Antonio, Jose, Anya Ellerbroek, Tobin Silver, Steve Orris, Max Scheiner, Adriana Gonzalez, und Corey A Peacock. „A high protein diet

(3.4 g/kg/d) combined with a heavy resistance training program improves body composition in healthy trained men and women – a follow-up investigation". Journal of the International Society of Sports Nutrition 12 (20. Oktober 2015). https://doi.org/10.1186/s12970-015-0100-0.

Antonio, Jose, Corey A. Peacock, Anya Ellerbroek, Brandon Fromhoff, und Tobin Silver. „The Effects of Consuming a High Protein Diet (4.4 g/Kg/d) on Body Composition in Resistance-Trained Individuals". Journal of the International Society of Sports Nutrition 11 (2014): 19. https://doi.org/10.1186/1550-2783-11-19.

Aragon, Alan Albert, und Brad Jon Schoenfeld. „Nutrient timing revisited: is there a post-exercise anabolic window?" Journal of the International Society of Sports Nutrition 10 (29. Januar 2013): 5. https://doi.org/10.1186/1550-2783-10-5.

Bamman, M. M., J. R. Shipp, J. Jiang, B. A. Gower, G. R. Hunter, A. Goodman, C. L. McLafferty, und R. J. Urban. „Mechanical Load Increases Muscle IGF-I and Androgen Receptor MRNA Concentrations in Humans". American Journal of Physiology. Endocrinology and Metabolism 280, Nr. 3 (März 2001): E383-390. https://doi.org/10.1152/ajpendo.2001.280.3.E383.

Barroso, Renato, Carla Silva-Batista, Valmor Tricoli, Hamilton Roschel, und Carlos Ugrinowitsch. „The Effects of Different Intensities and Durations of the General Warm-up on Leg Press 1RM". Journal of Strength and Conditioning Research 27, Nr. 4 (April 2013): 1009–13. https://doi.org/10.1519/JSC.0b013e3182606cd9.

Barry, Benjamin K., und Richard G. Carson. „The Consequences of Resistance Training for Movement Control in Older Adults". The Journals of Gerontology. Series A, Biological Sciences and Medical Sciences 59, Nr. 7 (Juli 2004): 730–54.

Behm, David G., und Anis Chaouachi. „A Review of the Acute Effects of Static and Dynamic Stretching on Performance". European Journal of Applied Physiology 111, Nr. 11 (November 2011): 2633–51. https://doi.

org/10.1007/s00421-011-1879-2.

Bhasin, S., L. Woodhouse, und T. W. Storer. „Proof of the Effect of Testosterone on Skeletal Muscle". The Journal of Endocrinology 170, Nr. 1 (Juli 2001): 27–38.

Bishop, P., K. Cureton, und M. Collins. „Sex Difference in Muscular Strength in Equally-Trained Men and Women". Ergonomics 30, Nr. 4 (April 1987): 675–87. https://doi.org/10.1080/00140138708969760.

Black, Laurie E., Pamela D. Swan, und Brent A. Alvar. „Effects of Intensity and Volume on Insulin Sensitivity during Acute Bouts of Resistance Training". Journal of Strength and Conditioning Research 24, Nr. 4 (April 2010): 1109–16. https://doi.org/10.1519/JSC.0b013e3181cbab6d.

Bloomquist, K., H. Langberg, S. Karlsen, S. Madsgaard, M. Boesen, und T. Raastad. „Effect of Range of Motion in Heavy Load Squatting on Muscle and Tendon Adaptations". European Journal of Applied Physiology 113, Nr. 8 (August 2013): 2133–42. https://doi.org/10.1007/s00421-013-2642-7.

Bohé, Julien, Aili Low, Robert R. Wolfe, und Michael J. Rennie. „Human Muscle Protein Synthesis Is Modulated by Extracellular, Not Intramuscular Amino Acid Availability: A Dose-Response Study". The Journal of Physiology 552, Nr. Pt 1 (1. Oktober 2003): 315–24. https://doi.org/10.1113/jphysiol.2003.050674.

Bondesen, Brenda A., Stephen T. Mills, Kristy M. Kegley, und Grace K. Pavlath. „The COX-2 Pathway Is Essential during Early Stages of Skeletal Muscle Regeneration". American Journal of Physiology. Cell Physiology 287, Nr. 2 (August 2004): C475-483. https://doi.org/10.1152/ajpcell.00088.2004.

Borghouts, L. B., und H. A. Keizer. „Exercise and Insulin Sensitivity: A Review". International Journal of Sports Medicine 21, Nr. 1 (Januar 2000): 1–12. https://doi.org/10.1055/s-2000-8847.

Boyden, T. W., R. W. Pamenter, S. B. Going, T. G. Lohman, M. C. Hall, L. B. Houtkooper, J. C. Bunt, C. Ritenbaugh, und M. Aickin. „Resistance

Exercise Training Is Associated with Decreases in Serum Low-Density Lipoprotein Cholesterol Levels in Premenopausal Women". Archives of Internal Medicine 153, Nr. 1 (11. Januar 1993): 97–100.

Brentano, M. A., und L. F. Martins Kruel. „A Review on Strength Exercise-Induced Muscle Damage: Applications, Adaptation Mechanisms and Limitations". The Journal of Sports Medicine and Physical Fitness 51, Nr. 1 (März 2011): 1–10.

Bruusgaard, J. C., I. B. Johansen, I. M. Egner, Z. A. Rana, und K. Gundersen. „Myonuclei acquired by overload exercise precede hypertrophy and are not lost on detraining". Proceedings of the National Academy of Sciences of the United States of America 107, Nr. 34 (24. August 2010): 15111–16. https://doi.org/10.1073/pnas.0913935107.

Buford, Thomas W, Richard B Kreider, Jeffrey R Stout, Mike Greenwood, Bill Campbell, Marie Spano, Tim Ziegenfuss, Hector Lopez, Jamie Landis, und Jose Antonio. „International Society of Sports Nutrition position stand: creatine supplementation and exercise". Journal of the International Society of Sports Nutrition 4 (30. August 2007): 6. https://doi.org/10.1186/1550-2783-4-6.

Buijze, Geert A., Inger N. Sierevelt, Bas C. J. M. van der Heijden, Marcel G. Dijkgraaf, und Monique H. W. Frings-Dresen. „The Effect of Cold Showering on Health and Work: A Randomized Controlled Trial". PLoS ONE 11, Nr. 9 (15. September 2016). https://doi.org/10.1371/journal.pone.0161749.

Burd, Nicholas A., Daniel W. D. West, Aaron W. Staples, Philip J. Atherton, Jeff M. Baker, Daniel R. Moore, Andrew M. Holwerda, u. a. „Low-Load High Volume Resistance Exercise Stimulates Muscle Protein Synthesis More than High-Load Low Volume Resistance Exercise in Young Men". PloS One 5, Nr. 8 (9. August 2010): e12033. https://doi.org/10.1371/journal.pone.0012033.

Buresh, Robert, Kris Berg, und Jeffrey French. „The Effect of Resistive

Exercise Rest Interval on Hormonal Response, Strength, and Hypertrophy with Training". Journal of Strength and Conditioning Research 23, Nr. 1 (Januar 2009): 62–71. https://doi.org/10.1519/JSC.0b013e318185f14a.

Bweir, Salameh, Muhammed Al-Jarrah, Abdul-Majeed Almalty, Mikhled Maayah, Irina V. Smirnova, Lesya Novikova, und Lisa Stehno-Bittel. „Resistance Exercise Training Lowers HbA1c More than Aerobic Training in Adults with Type 2 Diabetes". Diabetology & Metabolic Syndrome 1 (10. Dezember 2009): 27. https://doi.org/10.1186/1758-5996-1-27.

Caterisano, Anthony, Raymond F. Moss, Thomas K. Pellinger, Katherine Woodruff, Victor C. Lewis, Walter Booth, und Tarick Khadra. „The Effect of Back Squat Depth on the EMG Activity of 4 Superficial Hip and Thigh Muscles". Journal of Strength and Conditioning Research 16, Nr. 3 (August 2002): 428–32.

Cheatham, Scott W., Morey J. Kolber, Matt Cain, und Matt Lee. „The effects of selfmyofascial release using a foam roll or roller massager on joint range of motion, muscle recovery, and performance: a systematic review". International Journal of Sports Physical Therapy 10, Nr. 6 (November 2015): 827–38.

Contreras, Bret, Andrew D. Vigotsky, Brad J. Schoenfeld, Chris Beardsley, und John Cronin. „A Comparison of Gluteus Maximus, Biceps Femoris, and Vastus Lateralis Electromyography Amplitude in the Parallel, Full, and Front Squat Variations in Resistance-Trained Females". Journal of Applied Biomechanics 32, Nr. 1 (Februar 2016): 16–22. https://doi.org/10.1123/jab.2015-0113.

Cooper, Robert, Fernando Naclerio, Judith Allgrove, und Alfonso Jimenez. „Creatine Supplementation with Specific View to Exercise/Sports Performance: An Update". Journal of the International Society of Sports Nutrition 9, Nr. 1 (20. Juli 2012): 33. https://doi.org/10.1186/1550-2783-9-33.

Cornelissen, Véronique A., und Robert H. Fagard. „Effect of Resistance

Training on Resting Blood Pressure: A Meta-Analysis of Randomized Controlled Trials". Journal of Hypertension 23, Nr. 2 (Februar 2005): 251–59.

D'Amico, Anthony P., und Jason Gillis. „The Influence of Foam Rolling on Recovery from Exercise-Induced Muscle Damage". Journal of Strength and Conditioning Research, 6. September 2017. https://doi.org/10.1519/JSC.0000000000002240.

Davies, Tim, Rhonda Orr, Mark Halaki, und Daniel Hackett. „Effect of Training Leading to Repetition Failure on Muscular Strength: A Systematic Review and Meta-Analysis". Sports Medicine (Auckland, N.Z.) 46, Nr. 4 (April 2016): 487–502. https://doi.org/10.1007/s40279-015-0451-3.

Debold, Edward P. „Recent Insights into the Molecular Basis of Muscular Fatigue". Medicine and Science in Sports and Exercise 44, Nr. 8 (August 2012): 1440–52. https://doi.org/10.1249/MSS.0b013e31824cfd26.

Deutz, Nicolaas EP, und Robert R Wolfe. „Is there a maximal anabolic response to protein intake with a meal?" Clinical nutrition (Edinburgh, Scotland) 32, Nr. 2 (April 2013): 309–13. https://doi.org/10.1016/j.clnu.2012.11.018.

Dhawan, Jyotsna, und Thomas A. Rando. „Stem Cells in Postnatal Myogenesis: Molecular Mechanisms of Satellite Cell Quiescence, Activation and Replenishment". Trends in Cell Biology 15, Nr. 12 (Dezember 2005): 666–73. https://doi.org/10.1016/j.tcb.2005.10.007.

Dohi, K., A. M. Mastro, M. P. Miles, J. A. Bush, D. S. Grove, S. K. Leach, J. S. Volek, u. a. „Lymphocyte Proliferation in Response to Acute Heavy Resistance Exercise in Women: Influence of Muscle Strength and Total Work". European Journal of Applied Physiology 85, Nr. 3–4 (August 2001): 367–73. https://doi.org/10.1007/s004210100388.

Doma, Kenji, Glen B. Deakin, und Kevin F. Ness. „Kinematic and Electromyographic Comparisons between Chin-Ups and Lat-Pull down Exercises". Sports Biomechanics 12, Nr. 3 (September 2013): 302–13. https://doi.org/10.1080/14763141.2012.760204.

Dong, Jin-Guo. „The role of heart rate variability in sports physiology". Experimental and Therapeutic Medicine 11, Nr. 5 (Mai 2016): 1531–36. https://doi.org/10.3892/etm.2016.3104.

Douglas, R. M., H. Hemilä, E. Chalker, und B. Treacy. „Vitamin C for Preventing and Treating the Common Cold". The Cochrane Database of Systematic Reviews, Nr. 3 (18. Juli 2007): CD000980. https://doi.org/10.1002/14651858.CD000980.pub3.

Dubé, John J., Katelyn F. Allison, Valentin Rousson, Bret H. Goodpaster, und Francesca Amati. „Exercise Dose and Insulin Sensitivity: Relevance for Diabetes Prevention". Medicine and Science in Sports and Exercise 44, Nr. 5 (Mai 2012): 793–99. https://doi.org/10.1249/MSS.0b013e31823f679f.

Ebben, W. P., C. R. Feldmann, A. Dayne, D. Mitsche, P. Alexander, und K. J. Knetzger. „Muscle Activation during Lower Body Resistance Training". International Journal of Sports Medicine 30, Nr. 1 (Januar 2009): 1–8. https://doi.org/10.1055/s-2008-1038785.

Ebben, William P. „Hamstring Activation during Lower Body Resistance Training Exercises". International Journal of Sports Physiology and Performance 4, Nr. 1 (März 2009): 84–96.

Egner, Ingrid M, Jo C Bruusgaard, Einar Eftestøl, und Kristian Gundersen. „A cellular memory mechanism aids overload hypertrophy in muscle long after an episodic exposure to anabolic steroids". The Journal of Physiology 591, Nr. Pt 24 (15. Dezember 2013): 6221–30. https://doi.org/10.1113/jphysiol.2013.264457.

Ehlers Botton, Cintia, Eurico Nestor Wilhelm, Cristiano Cavedon Ughini, Ronei Silveira Pinto, und Cláudia Silveira Lima. „Electromyographical Analysis of the Deltoid between Different Strength Training Exercises". Medicina Sportiva / English Edition 17, Nr. 2 (2013): S. 67-71.

Escamilla, R. F., G. S. Fleisig, T. M. Lowry, S. W. Barrentine, und J. R.

Andrews. „A Three-Dimensional Biomechanical Analysis of the Squat during Varying Stance Widths". Medicine and Science in Sports and Exercise 33, Nr. 6 (Juni 2001): 984–98.

Escamilla, Rafael F., Anthony C. Francisco, Andrew V. Kayes, Kevin P. Speer, und Claude T. Moorman. „An Electromyographic Analysis of Sumo and Conventional Style Deadlifts". Medicine and Science in Sports and Exercise 34, Nr. 4 (April 2002): 682–88.

Fenwick, Chad M. J., Stephen H. M. Brown, und Stuart M. McGill. „Comparison of Different Rowing Exercises: Trunk Muscle Activation and Lumbar Spine Motion, Load, and Stiffness". Journal of Strength and Conditioning Research 23, Nr. 2 (März 2009): 350–58. https://doi.org/10.1519/JSC.0b013e3181942019.

Fink, Julius Etienne, Brad Jon Schoenfeld, Naoki Kikuchi, und Koichi Nakazato. „Acute and Long-Term Responses to Different Rest Intervals in Low-Load Resistance Training". International Journal of Sports Medicine 38, Nr. 2 (Februar 2017): 118–24. https://doi.org/10.1055/s-0042-119204.

Folland, J, C Irish, J Roberts, J Tarr, D Jones, und A Williams. „Fatigue is not a necessary stimulus for strength gains during resistance training". British Journal of Sports Medicine 36, Nr. 5 (Oktober 2002): 370–74. https://doi.org/10.1136/bjsm.36.5.370.

Fonseca, Rodrigo M., Hamilton Roschel, Valmor Tricoli, Eduardo O. de Souza, Jacob M. Wilson, Gilberto C. Laurentino, André Y. Aihara, Alberto R. de Souza Leão, und Carlos Ugrinowitsch. „Changes in Exercises Are More Effective than in Loading Schemes to Improve Muscle Strength". Journal of Strength and Conditioning Research 28, Nr. 11 (November 2014): 3085–92. https://doi.org/10.1519/JSC.0000000000000539.

Fradkin, A. J., B. J. Gabbe, und P. A. Cameron. „Does Warming up Prevent Injury in Sport? The Evidence from Randomised Controlled Trials?" Journal of Science and Medicine in Sport 9, Nr. 3 (Juni 2006): 214–20. https://doi.org/10.1016/j.jsams.2006.03.026.

Fradkin, Andrea J., Tsharni R. Zazryn, und James M. Smoliga. „Effects of Warming-up on Physical Performance: A Systematic Review with Meta-Analysis". Journal of Strength and Conditioning Research 24, Nr. 1 (Januar 2010): 140–48. https://doi.org/10.1519/JSC.0b013e3181c643a0.

Franke, R. De Azevedo, C. Ehlers Botton, R. Rodrigues, R. Silveira Pinto, und C. Silveira Lima. „Analysis of Anterior, Middle and Posterior Deltoid Activation during Single and Multijoint Exercises". The Journal of Sports Medicine and Physical Fitness 55, Nr. 7–8 (August 2015): 714–21.

Frati, Paola, Francesco P. Busardò, Luigi Cipolloni, Enrico De Dominicis, und Vittorio Fineschi. „Anabolic Androgenic Steroid (AAS) Related Deaths: Autoptic, Histopathological and Toxicological Findings". Current Neuropharmacology 13, Nr. 1 (Januar 2015): 146–59. https://doi.org/10.2174/1570159X13666141210225414.

Fry, A. C., W. J. Kraemer, F. van Borselen, J. M. Lynch, J. L. Marsit, E. P. Roy, N. T. Triplett, und H. G. Knuttgen. „Performance Decrements with High-Intensity Resistance Exercise Overtraining". Medicine and Science in Sports and Exercise 26, Nr. 9 (September 1994): 1165–73.

Fry, Andrew C. „The Role of Resistance Exercise Intensity on Muscle Fibre Adaptations". Sports Medicine (Auckland, N.Z.) 34, Nr. 10 (2004): 663–79.

Fry, Andrew C., J. Chadwick Smith, und Brian K. Schilling. „Effect of Knee Position on Hip and Knee Torques during the Barbell Squat". Journal of Strength and Conditioning Research 17, Nr. 4 (November 2003): 629–33.

Fujitani, J., Y. Higaki, T. Kagawa, M. Sakamoto, A. Kiyonaga, M. Shindo, A. Taniguchi, Y. Nakai, K. Tokuyama, und H. Tanaka. „Intravenous Glucose Tolerance Test-Derived Glucose Effectiveness in Strength-Trained Humans". Metabolism: Clinical and Experimental 47, Nr. 7 (Juli 1998): 874–77.

Garcia-Roves, Pablo M., Dong-Ho Han, Zheng Song, Terry E. Jones, Kathleen A. Hucker, und John O. Holloszy. „Prevention of Glycogen Supercompensation Prolongs the Increase in Muscle GLUT4 after Exercise". American Journal of Physiology. Endocrinology and Metabolism 285, Nr. 4 (Oktober 2003): E729-736. https://doi.org/10.1152/ajpendo.00216.2003.

Garland, M. L., und K. O. Hagmeyer. „The Role of Zinc Lozenges in Treatment of the Common Cold". The Annals of Pharmacotherapy 32, Nr. 1 (Januar 1998): 63–69. https://doi.org/10.1345/aph.17128.

Garthe, Ina, Truls Raastad, Per Egil Refsnes, Anu Koivisto, und Jorunn Sundgot-Borgen. „Effect of Two Different Weight-Loss Rates on Body Composition and Strength and Power-Related Performance in Elite Athletes". International Journal of Sport Nutrition and Exercise Metabolism 21, Nr. 2 (April 2011): 97–104.

Gibala, M. J., J. D. MacDougall, M. A. Tarnopolsky, W. T. Stauber, und A. Elorriaga. „Changes in Human Skeletal Muscle Ultrastructure and Force Production after Acute Resistance Exercise". Journal of Applied Physiology (Bethesda, Md.: 1985) 78, Nr. 2 (Februar 1995): 702–8. https://doi.org/10.1152/jappl.1995.78.2.702.

Glass, David J. „PI3 Kinase Regulation of Skeletal Muscle Hypertrophy and Atrophy". Current Topics in Microbiology and Immunology 346 (2010): 267–78. https://doi.org/10.1007/82_2010_78.

Glass. „Signalling Pathways That Mediate Skeletal Muscle Hypertrophy and Atrophy". Nature Cell Biology 5, Nr. 2 (Februar 2003): 87–90. https://doi.org/10.1038/ncb0203-87.

Glassbrook, Daniel J., Eric R. Helms, Scott R. Brown, und Adam G. Storey. „A Review of the Biomechanical Differences Between the High-Bar and Low-Bar Back-Squat". Journal of Strength and Conditioning Research 31, Nr. 9 (September 2017): 2618–34. https://doi.org/10.1519/JSC.0000000000002007.

Gleeson, Michael. „Immune Function in Sport and Exercise". Journal of Applied Physiology (Bethesda, Md.: 1985) 103, Nr. 2 (August 2007): 693–99.

https://doi.org/10.1152/japplphysiol.00008.2007.

Gleeson, Michael, David C. Nieman, und Bente K. Pedersen. „Exercise, Nutrition and Immune Function". Journal of Sports Sciences 22, Nr. 1 (Januar 2004): 115–25. https://doi.org/10.1080/0264041031000140590.

Goldberg, A. L., J. D. Etlinger, D. F. Goldspink, und C. Jablecki. „Mechanism of Work-Induced Hypertrophy of Skeletal Muscle". Medicine and Science in Sports 7, Nr. 3 (1975): 185–98.

Gorton, H. C., und K. Jarvis. „The Effectiveness of Vitamin C in Preventing and Relieving the Symptoms of Virus-Induced Respiratory Infections". Journal of Manipulative and Physiological Therapeutics 22, Nr. 8 (Oktober 1999): 530–33.

Griggs, R. C., W. Kingston, R. F. Jozefowicz, B. E. Herr, G. Forbes, und D. Halliday. „Effect of Testosterone on Muscle Mass and Muscle Protein Synthesis". Journal of Applied Physiology (Bethesda, Md.: 1985) 66, Nr. 1 (Januar 1989): 498–503. https://doi.org/10.1152/jappl.1989.66.1.498.

Handa, Kato, Hasegawa und Okada. „Comparative Electromyographical Investigation of the Biceps Brachii, Latissimus Dorsi, and Trapezius Muscles during Five Pull Exercises". ResearchGate. Zugegriffen 23. Oktober 2018. http://dx.doi.org/10.7600/jspfsm.54.159.

Hébert-Losier, Kim, Anthony G. Schneiders, José A. García, S. John Sullivan, und Guy G. Simoneau. „Influence of Knee Flexion Angle and Age on Triceps Surae Muscle Activity during Heel Raises". Journal of Strength and Conditioning Research 26, Nr. 11 (November 2012): 3124–33. https://doi.org/10.1519/JSC.0b013e31824435cf.

Helms, E. R., P. J. Fitschen, A. A. Aragon, J. Cronin, und B. J. Schoenfeld. „Recommendations for Natural Bodybuilding Contest Preparation: Resistance and Cardiovascular Training". The Journal of Sports Medicine and Physical Fitness 55, Nr. 3 (März 2015): 164–78.

Hildenbrand, Kasee, und Larry Noble. „Abdominal Muscle Activity While Performing Trunk-Flexion Exercises Using the Ab Roller, ABslide,

FitBall, and Conventionally Performed Trunk Curls". Journal of Athletic Training 39, Nr. 1 (2004): 37–43.

Hoffman, Jay R., Nicholas A. Ratamess, Jie Kang, Michael J. Falvo, und Avery D. Faigenbaum. „Effect of Protein Intake on Strength, Body Composition and Endocrine Changes in Strength/Power Athletes". Journal of the International Society of Sports Nutrition 3 (13. Dezember 2006): 12–18. https://doi.org/10.1186/1550-2783-3-2-12.

Hoffman, Jay R., Nicholas A. Ratamess, Marc Klatt, Avery D. Faigenbaum, Ryan E. Ross, Nicholas M. Tranchina, Robert C. McCurley, Jie Kang, und William J. Kraemer. „Comparison between Different Off-Season Resistance Training Programs in Division III American College Football Players". Journal of Strength and Conditioning Research 23, Nr. 1 (Januar 2009): 11–19.

Hornberger, T. A., W. K. Chu, Y. W. Mak, J. W. Hsiung, S. A. Huang, und S. Chien. „The Role of Phospholipase D and Phosphatidic Acid in the Mechanical Activation of MTOR Signaling in Skeletal Muscle". Proceedings of the National Academy of Sciences of the United States of America 103, Nr. 12 (21. März 2006): 4741–46. https://doi.org/10.1073/pnas.0600678103.

Hunter. „Sex differences in human fatigability: mechanisms and insight to physiological responses. - PubMed - NCBI". Zugegriffen 30. September 2018. https://www.ncbi.nlm.nih.gov/pubmed/24433272.

Jäger, Ralf, Martin Purpura, Andrew Shao, Toshitada Inoue, und Richard B. Kreider. „Analysis of the Efficacy, Safety, and Regulatory Status of Novel Forms of Creatine". Amino Acids 40, Nr. 5 (Mai 2011): 1369–83. https://doi.org/10.1007/s00726-011-0874-6.

Jagim, Andrew R., Jonathan M. Oliver, Adam Sanchez, Elfego Galvan, James Fluckey, Steven Riechman, Michael Greenwood, u. a. „A Buffered Form of Creatine Does Not Promote Greater Changes in Muscle Creatine Content, Body Composition, or Training Adaptations than Creatine Monohydrate". Journal of the International Society of Sports Nutrition 9, Nr.

1 (13. September 2012): 43. https://doi.org/10.1186/1550-2783-9-43.

Jeukendrup, Asker E., Roy L. P. G. Jentjens, und Luke Moseley.
„Nutritional Considerations in Triathlon". Sports Medicine (Auckland, N.Z.)
35, Nr. 2 (2005): 163–81.

**Katseres, Nicholas S., David W. Reading, Luay Shayya, John C.
Dicesare, und Gordon H. Purser.** „Non-Enzymatic Hydrolysis of Creatine
Ethyl Ester". Biochemical and Biophysical Research Communications 386,
Nr. 2 (21. August 2009): 363–67. https://doi.org/10.1016/j.bbrc.2009.06.037.

Kelley, G. „Dynamic Resistance Exercise and Resting Blood Pressure
in Adults: A Meta-Analysis". Journal of Applied Physiology (Bethesda,
Md.: 1985) 82, Nr. 5 (Mai 1997): 1559–65. https://doi.org/10.1152/
jappl.1997.82.5.1559.

Kelley, G. A., und K. S. Kelley. „Progressive Resistance Exercise and
Resting Blood Pressure : A Meta-Analysis of Randomized Controlled Trials".
Hypertension (Dallas, Tex.: 1979) 35, Nr. 3 (März 2000): 838–43.

Kiely, John. „Periodization Paradigms in the 21st Century: Evidence-Led
or Tradition-Driven?" ResearchGate 7, Nr. 3 (1. September 2012): 242–50.
https://doi.org/10.1123/ijspp.7.3.242.

**Koopman, René, Ralph J. F. Manders, Antoine H. G. Zorenc, Gabby B.
J. Hul, Harm Kuipers, Hans A. Keizer, und Luc J. C. van Loon.** „A Single
Session of Resistance Exercise Enhances Insulin Sensitivity for at Least 24
h in Healthy Men". European Journal of Applied Physiology 94, Nr. 1–2 (Mai
2005): 180–87. https://doi.org/10.1007/s00421-004-1307-y.

Kreher, Jeffrey B., und Jennifer B. Schwartz. „Overtraining
Syndrome". Sports Health 4, Nr. 2 (März 2012): 128–38. https://doi.
org/10.1177/1941738111434406.

Kreider, Richard B. „Effects of Creatine Supplementation on
Performance and Training Adaptations". Molecular and Cellular
Biochemistry 244, Nr. 1–2 (Februar 2003): 89–94.

Kreider, Richard B., Douglas S. Kalman, Jose Antonio, Tim N.

Ziegenfuss, Robert Wildman, Rick Collins, Darren G. Candow, Susan M. Kleiner, Anthony L. Almada, und Hector L. Lopez. „International Society of Sports Nutrition position stand: safety and efficacy of creatine supplementation in exercise, sport, and medicine". Journal of the International Society of Sports Nutrition 14, Nr. 1 (13. Juni 2017): 18. https://doi.org/10.1186/s12970-017-0173-z.

Kreider, Richard B., Charles Melton, Christopher J. Rasmussen, Michael Greenwood, Stacy Lancaster, Edward C. Cantler, Pervis Milnor, und Anthony L. Almada. „Long-Term Creatine Supplementation Does Not Significantly Affect Clinical Markers of Health in Athletes". Molecular and Cellular Biochemistry 244, Nr. 1–2 (Februar 2003): 95–104.

Lang, Charles H., Robert A. Frost, Nobuko Deshpande, Vinayshree Kumar, Thomas C. Vary, Leonard S. Jefferson, und Scot R. Kimball. „Alcohol Impairs Leucine-Mediated Phosphorylation of 4E-BP1, S6K1, EIF4G, and MTOR in Skeletal Muscle". American Journal of Physiology. Endocrinology and Metabolism 285, Nr. 6 (Dezember 2003): E1205-1215. https://doi.org/10.1152/ajpendo.00177.2003.

Lang, F., G. L. Busch, M. Ritter, H. Völkl, S. Waldegger, E. Gulbins, und D. Häussinger. „Functional Significance of Cell Volume Regulatory Mechanisms". Physiological Reviews 78, Nr. 1 (Januar 1998): 247–306. https://doi.org/10.1152/physrev.1998.78.1.247.

Lehman, Gregory J, Day Deans Buchan, Angela Lundy, Nicole Myers, und Andrea Nalborczyk. „Variations in muscle activation levels during traditional latissimus dorsi weight training exercises: An experimental study." Dynamic medicine : DM 3 (30. Juni 2004): 4. https://doi.org/10.1186/1476-5918-3-4.

Longland, Thomas M., Sara Y. Oikawa, Cameron J. Mitchell, Michaela C. Devries, und Stuart M. Phillips. „Higher Compared with Lower Dietary Protein during an Energy Deficit Combined with Intense Exercise Promotes Greater Lean Mass Gain and Fat Mass Loss: A Randomized Trial". The

American Journal of Clinical Nutrition 103, Nr. 3 (März 2016): 738–46. https://doi.org/10.3945/ajcn.115.119339.

Lusk, Stephen J., Bruce D. Hale, und Daniel M. Russell. „Grip Width and Forearm Orientation Effects on Muscle Activity during the Lat Pull-Down". Journal of Strength and Conditioning Research 24, Nr. 7 (Juli 2010): 1895–1900. https://doi.org/10.1519/JSC.0b013e3181ddb0ab.

Lynn, Scott K., und Patrick A. Costigan. „Changes in the Medial-Lateral Hamstring Activation Ratio with Foot Rotation during Lower Limb Exercise". Journal of Electromyography and Kinesiology: Official Journal of the International Society of Electrophysiological Kinesiology 19, Nr. 3 (Juni 2009): e197–205. https://doi.org/10.1016/j.jelekin.2008.01.007.

Macdonald, Graham Z., Duane C. Button, Eric J. Drinkwater, und David George Behm. „Foam Rolling as a Recovery Tool after an Intense Bout of Physical Activity". Medicine and Science in Sports and Exercise 46, Nr. 1 (Januar 2014): 131–42. https://doi.org/10.1249/MSS.0b013e3182a123db.

MacDougall, J. D., M. J. Gibala, M. A. Tarnopolsky, J. R. MacDonald, S. A. Interisano, und K. E. Yarasheski. „The Time Course for Elevated Muscle Protein Synthesis Following Heavy Resistance Exercise". Canadian Journal of Applied Physiology = Revue Canadienne De Physiologie Appliquee 20, Nr. 4 (Dezember 1995): 480–86.

MacDougall, J. D., S. Ray, D. G. Sale, N. McCartney, P. Lee, und S. Garner. „Muscle Substrate Utilization and Lactate Production". Canadian Journal of Applied Physiology = Revue Canadienne De Physiologie Appliquee 24, Nr. 3 (Juni 1999): 209–15.

Mamerow, Madonna M., Joni A. Mettler, Kirk L. English, Shanon L. Casperson, Emily Arentson-Lantz, Melinda Sheffield-Moore, Donald K. Layman, und Douglas Paddon-Jones. „Dietary Protein Distribution Positively Influences 24-h Muscle Protein Synthesis in Healthy Adults123". The Journal of Nutrition 144, Nr. 6 (Juni 2014): 876–80. https://doi.org/10.3945/jn.113.185280.

Mangine, Gerald T, Jay R Hoffman, Adam M Gonzalez, Jeremy R Townsend, Adam J Wells, Adam R Jajtner, Kyle S Beyer, u. a. „The effect of training volume and intensity on improvements in muscular strength and size in resistance-trained men". Physiological Reports 3, Nr. 8 (13. August 2015). https://doi.org/10.14814/phy2.12472.

Martineau, L. C., und P. F. Gardiner. „Insight into Skeletal Muscle Mechanotransduction: MAPK Activation Is Quantitatively Related to Tension". Journal of Applied Physiology (Bethesda, Md.: 1985) 91, Nr. 2 (August 2001): 693–702. https://doi.org/10.1152/jappl.2001.91.2.693.

Martorelli, Saulo, Eduardo Lusa Cadore, Mikel Izquierdo, Rodrigo Celes, André Martorelli, Vitor Alonso Cleto, José Gustavo Alvarenga, und Martim Bottaro. „Strength Training with Repetitions to Failure does not Provide Additional Strength and Muscle Hypertrophy Gains in Young Women". European Journal of Translational Myology 27, Nr. 2 (27. Juni 2017). https://doi.org/10.4081/ejtm.2017.6339.

McAllister, Matthew J., Brian K. Schilling, Kelley G. Hammond, Lawrence W. Weiss, und Tyler M. Farney. „Effect of Grip Width on Electromyographic Activity during the Upright Row". Journal of Strength and Conditioning Research 27, Nr. 1 (Januar 2013): 181–87. https://doi.org/10.1519/JSC.0b013e31824f23ad.

McCaw, S. T., und D. R. Melrose. „Stance Width and Bar Load Effects on Leg Muscle Activity during the Parallel Squat". Medicine and Science in Sports and Exercise 31, Nr. 3 (März 1999): 428–36.

McGee, David, T. Christopher Jessee, Michael H. Stone, und Daniel Blessing. „Leg and Hip Endurance Adaptations to Three Weight-Training Programs". The Journal of Strength & Conditioning Research 6, Nr. 2 (Mai 1992): 92.

McHugh, Malachy P. „Recent Advances in the Understanding of the Repeated Bout Effect: The Protective Effect against Muscle Damage from a Single Bout of Eccentric Exercise". Scandinavian Journal of Medicine &

Science in Sports 13, Nr. 2 (April 2003): 88–97.

McKay, Bryon R., Ciara E. O'Reilly, Stuart M. Phillips, Mark A. Tarnopolsky, und Gianni Parise. „Co-Expression of IGF-1 Family Members with Myogenic Regulatory Factors Following Acute Damaging Muscle-Lengthening Contractions in Humans". The Journal of Physiology 586, Nr. 22 (15. November 2008): 5549–60. https://doi.org/10.1113/jphysiol.2008.160176.

McLester, John, E Bishop, und M.E. Guilliams. „Comparison of 1 Day and 3 Days Per Week of Equal-Volume Resistance Training in Experienced Subjects". The Journal of Strength & Conditioning Research 14 (1. August 2000). https://doi.org/10.1097/00005768-199905001-00443.

Meka, Naga, Srikanth Katragadda, Biju Cherian, und Rohit R. Arora. „Endurance Exercise and Resistance Training in Cardiovascular Disease". Therapeutic Advances in Cardiovascular Disease 2, Nr. 2 (April 2008): 115–21. https://doi.org/10.1177/1753944708089701.

Miller, A. E., J. D. MacDougall, M. A. Tarnopolsky, und D. G. Sale. „Gender Differences in Strength and Muscle Fiber Characteristics". European Journal of Applied Physiology and Occupational Physiology 66, Nr. 3 (1993): 254–62.

Miller, W. J., W. M. Sherman, und J. L. Ivy. „Effect of Strength Training on Glucose Tolerance and Post-Glucose Insulin Response". Medicine and Science in Sports and Exercise 16, Nr. 6 (Dezember 1984): 539–43.

Montisci, Massimo, Rafi El Mazloum, Giovanni Cecchetto, Claudio Terranova, Santo Davide Ferrara, Gaetano Thiene, und Cristina Basso. „Anabolic Androgenic Steroids Abuse and Cardiac Death in Athletes: Morphological and Toxicological Findings in Four Fatal Cases". Forensic Science International 217, Nr. 1–3 (10. April 2012): e13–18. https://doi.org/10.1016/j.forsciint.2011.10.032.

Morán-Navarro, Ricardo, Carlos E. Pérez, Ricardo Mora-Rodríguez, Ernesto de la Cruz-Sánchez, Juan José González-Badillo, Luis Sánchez-

Medina, und Jesús G. Pallarés. „Time Course of Recovery Following Resistance Training Leading or Not to Failure". European Journal of Applied Physiology 117, Nr. 12 (Dezember 2017): 2387–99. https://doi.org/10.1007/s00421-017-3725-7.

Murphy, Alistair P., Alanna E. Snape, Geoffrey M. Minett, Melissa Skein, und Rob Duffield. „The Effect of Post-Match Alcohol Ingestion on Recovery from Competitive Rugby League Matches". Journal of Strength and Conditioning Research 27, Nr. 5 (Mai 2013): 1304–12. https://doi.org/10.1519/JSC.0b013e318267a5e9.

Nieman, David C. „Immunonutrition Support for Athletes". Nutrition Reviews 66, Nr. 6 (Juni 2008): 310–20. https://doi.org/10.1111/j.1753-4887.2008.00038.x.

Nóbrega, Sanmy R., Carlos Ugrinowitsch, Lucas Pintanel, Cintia Barcelos, und Cleiton A. Libardi. „Effect of Resistance Training to Muscle Failure vs. Volitional Interruption at High- and Low-Intensities on Muscle Mass and Strength". Journal of Strength and Conditioning Research 32, Nr. 1 (Januar 2018): 162–69. https://doi.org/10.1519/JSC.0000000000001787.

Norton, Layne E., und Donald K. Layman. „Leucine Regulates Translation Initiation of Protein Synthesis in Skeletal Muscle after Exercise". The Journal of Nutrition 136, Nr. 2 (Februar 2006): 533S–537S. https://doi.org/10.1093/jn/136.2.533S.

Norton, Layne E., Donald K. Layman, Piyawan Bunpo, Tracy G. Anthony, Diego V. Brana, und Peter J. Garlick. „The Leucine Content of a Complete Meal Directs Peak Activation but Not Duration of Skeletal Muscle Protein Synthesis and Mammalian Target of Rapamycin Signaling in Rats". The Journal of Nutrition 139, Nr. 6 (Juni 2009): 1103–9. https://doi.org/10.3945/jn.108.103853.

Ogasawara, Riki, Robert S. Thiebaud, Jeremy P. Loenneke, Mark Loftin, und Takashi Abe. „Time course for arm and chest muscle thickness changes following bench press training". Interventional Medicine &

Applied Science 4, Nr. 4 (Dezember 2012): 217–20. https://doi.org/10.1556/IMAS.4.2012.4.7.

Ogasawara, Riki, Tomohiro Yasuda, Naokata Ishii, und Takashi Abe. „Comparison of Muscle Hypertrophy Following 6-Month of Continuous and Periodic Strength Training". European Journal of Applied Physiology 113, Nr. 4 (April 2013): 975–85. https://doi.org/10.1007/s00421-012-2511-9.

Ogasawara, Riki, Tomohiro Yasuda, Mikako Sakamaki, Hayao Ozaki, und Takashi Abe. „Effects of Periodic and Continued Resistance Training on Muscle CSA and Strength in Previously Untrained Men". Clinical Physiology and Functional Imaging 31, Nr. 5 (September 2011): 399–404. https://doi.org/10.1111/j.1475-097X.2011.01031.x.

Paddon-Jones, Douglas, Melinda Sheffield-Moore, Xiao-Jun Zhang, Elena Volpi, Steven E. Wolf, Asle Aarsland, Arny A. Ferrando, und Robert R. Wolfe. „Amino Acid Ingestion Improves Muscle Protein Synthesis in the Young and Elderly". American Journal of Physiology. Endocrinology and Metabolism 286, Nr. 3 (März 2004): E321-328. https://doi.org/10.1152/ajpendo.00368.2003.

Paoli, Antonio, Giuseppe Marcolin, und Nicola Petrone. „The Effect of Stance Width on the Electromyographical Activity of Eight Superficial Thigh Muscles during Back Squat with Different Bar Loads". Journal of Strength and Conditioning Research 23, Nr. 1 (Januar 2009): 246–50.

Parr, Evelyn B., Donny M. Camera, José L. Areta, Louise M. Burke, Stuart M. Phillips, John A. Hawley, und Vernon G. Coffey. „Alcohol Ingestion Impairs Maximal Post-Exercise Rates of Myofibrillar Protein Synthesis Following a Single Bout of Concurrent Training". PloS One 9, Nr. 2 (2014): e88384. https://doi.org/10.1371/journal.pone.0088384.

Payne, J R, P J Kotwinski, und H E Montgomery. „Cardiac effects of anabolic steroids". Heart 90, Nr. 5 (Mai 2004): 473–75. https://doi.org/10.1136/hrt.2003.025783.

Pinto, Ronei, Eduardo Cadore, Cleiton Correa, Bruna Gonçalves

Cordeiro da Silva, Cristine Alberton, Cláudia Lima, und Antonio Moraes. „Relationship between workload and neuromuscular activity in the bench press exercise". Medicina Sportiva 17 (31. März 2013): 1–6. https://doi.org/10.5604/17342260.1041876.

Pizzari, Tania, James Wickham, Simon Balster, Charlotte Ganderton, und Lyn Watson. „Modifying a Shrug Exercise Can Facilitate the Upward Rotator Muscles of the Scapula". Clinical Biomechanics (Bristol, Avon) 29, Nr. 2 (Februar 2014): 201–5. https://doi.org/10.1016/j.clinbiomech.2013.11.011.

Prestes, Jonato, Cristiane De Lima, Anelena B. Frollini, Felipe F. Donatto, und Marcelo Conte. „Comparison of Linear and Reverse Linear Periodization Effects on Maximal Strength and Body Composition". Journal of Strength and Conditioning Research 23, Nr. 1 (Januar 2009): 266–74. https://doi.org/10.1519/JSC.0b013e3181874bf3.

Rennie, Michael J., Julien Bohé, und Robert R. Wolfe. „Latency, Duration and Dose Response Relationships of Amino Acid Effects on Human Muscle Protein Synthesis". The Journal of Nutrition 132, Nr. 10 (Oktober 2002): 3225S-7S. https://doi.org/10.1093/jn/131.10.3225S.

Rey, Ezequiel, Alexis Padrón-Cabo, Pablo B. Costa, und Roberto Barcala-Furelos. „The Effects of Foam Rolling as a Recovery Tool in Professional Soccer Players". Journal of Strength and Conditioning Research, 7. Oktober 2017. https://doi.org/10.1519/JSC.0000000000002277.

Rhea, Matthew R., und Brandon L. Alderman. „A Meta-Analysis of Periodized versus Nonperiodized Strength and Power Training Programs". Research Quarterly for Exercise and Sport 75, Nr. 4 (Dezember 2004): 413–22. https://doi.org/10.1080/02701367.2004.10609174.

Rhea, Matthew R., Brent A. Alvar, Lee N. Burkett, und Stephen D. Ball. „A Meta-Analysis to Determine the Dose Response for Strength Development". Medicine and Science in Sports and Exercise 35, Nr. 3 (März

2003): 456–64. https://doi.org/10.1249/01.MSS.0000053727.63505.D4.

Rowlands, David S., Rhys M. Thorp, Karen Rossler, David F. Graham, und Mike J. Rockell. „Effect of Protein-Rich Feeding on Recovery after Intense Exercise". International Journal of Sport Nutrition and Exercise Metabolism 17, Nr. 6 (Dezember 2007): 521–43.

Saeterbakken, Atle H., und Marius S. Fimland. „Effects of Body Position and Loading Modality on Muscle Activity and Strength in Shoulder Presses". Journal of Strength and Conditioning Research 27, Nr. 7 (Juli 2013): 1824–31. https://doi.org/10.1519/JSC.0b013e318276b873.

Sampson, J. A., und H. Groeller. „Is Repetition Failure Critical for the Development of Muscle Hypertrophy and Strength?" Scandinavian Journal of Medicine & Science in Sports 26, Nr. 4 (April 2016): 375–83. https://doi.org/10.1111/sms.12445.

Sandri, Marco. „Signaling in Muscle Atrophy and Hypertrophy". Physiology (Bethesda, Md.) 23 (Juni 2008): 160–70. https://doi.org/10.1152/physiol.00041.2007.

Sarkola, T., T. Fukunaga, H. Mäkisalo, und C. J. Peter Eriksson. „Acute Effect of Alcohol on Androgens in Premenopausal Women". Alcohol and Alcoholism (Oxford, Oxfordshire) 35, Nr. 1 (Januar 2000): 84–90.

Sarkola, Taisto, und C. J. Peter Eriksson. „Testosterone Increases in Men after a Low Dose of Alcohol". Alcoholism, Clinical and Experimental Research 27, Nr. 4 (April 2003): 682–85. https://doi.org/10.1097/01.ALC.0000060526.43976.68.

Saw, Anna E, Luana C Main, und Paul B Gastin. „Monitoring the athlete training response: subjective self-reported measures trump commonly used objective measures: a systematic review". British Journal of Sports Medicine 50, Nr. 5 (März 2016): 281–91. https://doi.org/10.1136/bjsports-2015-094758.

Schick, Evan E., Jared W. Coburn, Lee E. Brown, Daniel A. Judelson, Andy V. Khamoui, Tai T. Tran, und Brandon P. Uribe. „A Comparison of Muscle Activation between a Smith Machine and Free Weight Bench Press". Journal of Strength and Conditioning Research 24, Nr. 3 (März 2010): 779–84. https://doi.org/10.1519/JSC.0b013e3181cc2237.

Schoenfeld, Brad J. „The Mechanisms of Muscle Hypertrophy and Their Application to Resistance Training". Journal of Strength and Conditioning Research 24, Nr. 10 (Oktober 2010): 2857–72. https://doi.org/10.1519/JSC.0b013e3181e840f3.

Schoenfeld, Brad J., Bret Contreras, Gul Tiryaki-Sonmez, Jeffrey M. Willardson, und Fabio Fontana. „An Electromyographic Comparison of a Modified Version of the Plank with a Long Lever and Posterior Tilt versus the Traditional Plank Exercise". Sports Biomechanics 13, Nr. 3 (September 2014): 296–306. https://doi.org/10.1080/14763141.2014.942355.

Schoenfeld, Brad J., Bret Contreras, Gul Tiryaki-Sonmez, Jacob M. Wilson, Morey J. Kolber, und Mark D. Peterson. „Regional Differences in Muscle Activation during Hamstrings Exercise". Journal of Strength and Conditioning Research 29, Nr. 1 (Januar 2015): 159–64. https://doi.org/10.1519/JSC.0000000000000598.

Schoenfeld, Brad J., Dan Ogborn, und James W. Krieger. „Effects of Resistance Training Frequency on Measures of Muscle Hypertrophy: A Systematic Review and Meta-Analysis". Sports Medicine (Auckland, N.Z.) 46, Nr. 11 (November 2016): 1689–97. https://doi.org/10.1007/s40279-016-0543-8.

Schoenfeld, Brad J., Mark D. Peterson, Dan Ogborn, Bret Contreras, und Gul T. Sonmez. „Effects of Low- vs. High-Load Resistance Training on Muscle Strength and Hypertrophy in Well-Trained Men". Journal of Strength and Conditioning Research 29, Nr. 10 (Oktober 2015): 2954–63. https://doi.org/10.1519/JSC.0000000000000958.

Schoenfeld, Brad J., Zachary K. Pope, Franklin M. Benik, Garrett M. Hester, John Sellers, Josh L. Nooner, Jessica A. Schnaiter, u. a. „Longer Interset Rest Periods Enhance Muscle Strength and Hypertrophy in Resistance-Trained Men". Journal of Strength and Conditioning Research 30, Nr. 7 (Juli 2016): 1805–12. https://doi.org/10.1519/JSC.0000000000001272.

Schoenfeld, Brad J., Nicholas A. Ratamess, Mark D. Peterson, Bret Contreras, G. T. Sonmez, und Brent A. Alvar. „Effects of Different Volume-Equated Resistance Training Loading Strategies on Muscular Adaptations in Well-Trained Men". Journal of Strength and Conditioning Research 28, Nr. 10 (Oktober 2014): 2909–18. https://doi.org/10.1519/JSC.0000000000000480.

Schoenfeld, Brad J., Nicholas A. Ratamess, Mark D. Peterson, Bret Contreras, und Gul Tiryaki-Sonmez. „Influence of Resistance Training Frequency on Muscular Adaptations in Well-Trained Men". Journal of Strength and Conditioning Research 29, Nr. 7 (Juli 2015): 1821–29. https://doi.org/10.1519/JSC.0000000000000970.

Schoenfeld, Brad J., Jacob M. Wilson, Ryan P. Lowery, und James W. Krieger. „Muscular Adaptations in Low- versus High-Load Resistance Training: A Meta-Analysis". European Journal of Sport Science 16, Nr. 1 (2016): 1–10. https://doi.org/10.1080/17461391.2014.989922.

Schoenfeld, Brad Jon, Alan Albert Aragon, und James W Krieger. „The effect of protein timing on muscle strength and hypertrophy: a meta-analysis". Journal of the International Society of Sports Nutrition 10 (3. Dezember 2013): 53. https://doi.org/10.1186/1550-2783-10-53.

Schoenfeld, Brad Jon, Alan Aragon, Colin Wilborn, Stacie L. Urbina, Sara E. Hayward, und James Krieger. „Pre- versus Post-Exercise Protein Intake Has Similar Effects on Muscular Adaptations". PeerJ 5 (2017): e2825. https://doi.org/10.7717/peerj.2825.

Science, Michelle, Jennie Johnstone, Daniel E. Roth, Gordon Guyatt, und Mark Loeb. „Zinc for the treatment of the common cold: a systematic review and meta-analysis of randomized controlled trials". CMAJ : Canadian Medical Association Journal 184, Nr. 10 (10. Juli 2012): E551–61. https://doi.

org/10.1503/cmaj.111990.

Sengupta, Shomit, Timothy R. Peterson, und David M. Sabatini. „Regulation of the mTOR complex 1 pathway by nutrients, growth factors, and stress". Molecular cell 40, Nr. 2 (22. Oktober 2010): 310–22. https://doi.org/10.1016/j.molcel.2010.09.026.

Sharma, Sanjay. „Endurance sport and cardiovascular health". BMC Sports Science, Medicine and Rehabilitation 7, Nr. Suppl 1 (11. August 2015): O13. https://doi.org/10.1186/2052-1847-7-S1-O13.

Shinohara, M., M. Kouzaki, T. Yoshihisa, und T. Fukunaga. „Efficacy of Tourniquet Ischemia for Strength Training with Low Resistance". European Journal of Applied Physiology and Occupational Physiology 77, Nr. 1–2 (1998): 189–91.

Signorile, Joseph F., Attila J. Zink, und Steven P. Szwed. „A Comparative Electromyographical Investigation of Muscle Utilization Patterns Using Various Hand Positions during the Lat Pull-Down". Journal of Strength and Conditioning Research 16, Nr. 4 (November 2002): 539–46.

Signorile, Joseph, Brad Weber, Brad Roll, John F. Caruso, Ilka Lowensteyn, und Arlette C. Perry. „An Electromyographical Comparison of the Squat and Knee Extension Exercises" 8 (1. August 1994). https://doi.org/10.1519/00124278-199408000-00009.

Singh, Meenu, und Rashmi R. Das. „Zinc for the Common Cold". The Cochrane Database of Systematic Reviews, Nr. 6 (18. Juni 2013): CD001364. https://doi.org/10.1002/14651858.CD001364.pub4.

Smith, R. C., und O. M. Rutherford. „The Role of Metabolites in Strength Training. I. A Comparison of Eccentric and Concentric Contractions". European Journal of Applied Physiology and Occupational Physiology 71, Nr. 4 (1995): 332–36.

Snarr, Ronald, Ryan Eckert, und Patricia Abbott. „A Comparative Analysis and Technique of the Lat Pull-down" 37 (1. Oktober 2015): 21–25. https://doi.org/10.1519/SSC.0000000000000173.

Snyder, Benjamin J., und James R. Leech. „Voluntary Increase in Latissimus Dorsi Muscle Activity during the Lat Pull-down Following Expert Instruction". Journal of Strength and Conditioning Research 23, Nr. 8 (November 2009): 2204–9. https://doi.org/10.1519/JSC.0b013e3181bb7213.

Sperandei, Sandro, Marcos A. P. Barros, Paulo C. S. Silveira-Júnior, und Carlos G. Oliveira. „Electromyographic Analysis of Three Different Types of Lat Pull-Down". Journal of Strength and Conditioning Research 23, Nr. 7 (Oktober 2009): 2033–38. https://doi.org/10.1519/JSC.0b013e3181b8d30a.

Spillane, Mike, Ryan Schoch, Matt Cooke, Travis Harvey, Mike Greenwood, Richard Kreider, und Darryn S Willoughby. „The effects of creatine ethyl ester supplementation combined with heavy resistance training on body composition, muscle performance, and serum and muscle creatine levels". Journal of the International Society of Sports Nutrition 6 (19. Februar 2009): 6. https://doi.org/10.1186/1550-2783-6-6.

Stoutenberg, Mark, Alessandra P. Pluchino, Fangchao Ma, Jennifer E. Hoctor, und Joseph F. Signorile. „The Impact of Foot Position on Electromyographical Activity of the Superficial Quadriceps Muscles during Leg Extension". Journal of Strength and Conditioning Research 19, Nr. 4 (November 2005): 931–38.

Suga, Tadashi, Koichi Okita, Noriteru Morita, Takashi Yokota, Kagami Hirabayashi, Masahiro Horiuchi, Shingo Takada, u. a. „Intramuscular Metabolism during Low-Intensity Resistance Exercise with Blood Flow Restriction". Journal of Applied Physiology (Bethesda, Md.: 1985) 106, Nr. 4 (April 2009): 1119–24. https://doi.org/10.1152/japplphysiol.90368.2008.

Syrotuik, Daniel G., und Gordon J. Bell. „Acute Creatine Monohydrate Supplementation: A Descriptive Physiological Profile of Responders vs. Nonresponders". Journal of Strength and Conditioning Research 18, Nr. 3 (August 2004): 610–17. https://doi.org/10.1519/12392.1.

Tamaki, T., S. Uchiyama, T. Tamura, und S. Nakano. „Changes in Muscle Oxygenation during Weight-Lifting Exercise". European Journal of Applied

Physiology and Occupational Physiology 68, Nr. 6 (1994): 465–69.

Tee, Jason C., Andrew N. Bosch, und Mike I. Lambert. „Metabolic Consequences of Exercise-Induced Muscle Damage". Sports Medicine (Auckland, N.Z.) 37, Nr. 10 (2007): 827–36.

Tipton, K. D., und R. R. Wolfe. „Exercise, Protein Metabolism, and Muscle Growth". International Journal of Sport Nutrition and Exercise Metabolism 11, Nr. 1 (März 2001): 109–32.

Todd, Janice S., Jason P. Shurley, und Terry C. Todd. „Thomas L. DeLorme and the Science of Progressive Resistance Exercise". Journal of Strength and Conditioning Research 26, Nr. 11 (November 2012): 2913–23. https://doi.org/10.1519/JSC.0b013e31825adcb4.

Trebs, Arthur A., Jason P. Brandenburg, und William A. Pitney. „An Electromyography Analysis of 3 Muscles Surrounding the Shoulder Joint during the Performance of a Chest Press Exercise at Several Angles". Journal of Strength and Conditioning Research 24, Nr. 7 (Juli 2010): 1925–30. https://doi.org/10.1519/JSC.0b013e3181ddfae7.

Välimäki, M., J. A. Tuominen, I. Huhtaniemi, und R. Ylikahri. „The Pulsatile Secretion of Gonadotropins and Growth Hormone, and the Biological Activity of Luteinizing Hormone in Men Acutely Intoxicated with Ethanol". Alcoholism, Clinical and Experimental Research 14, Nr. 6 (Dezember 1990): 928–31.

Velders, Martina, und Patrick Diel. „How Sex Hormones Promote Skeletal Muscle Regeneration". Sports Medicine (Auckland, N.Z.) 43, Nr. 11 (November 2013): 1089–1100. https://doi.org/10.1007/s40279-013-0081-6.

Venturelli, Massimo, Emiliano Cè, Eloisa Limonta, Federico Schena, Barbara Caimi, Stefano Carugo, Arsenio Veicsteinas, und Fabio Esposito. „Effects of endurance, circuit, and relaxing training on cardiovascular risk factors in hypertensive elderly patients". Age 37, Nr. 5 (Oktober 2015). https://doi.org/10.1007/s11357-015-9835-4.

Vigotsky, Andrew D., Gregory J. Lehman, Bret Contreras, Chris

Beardsley, Bryan Chung, und Erin H. Feser. „Acute effects of anterior thigh foam rolling on hip angle, knee angle, and rectus femoris length in the modified Thomas test". PeerJ 3 (24. September 2015). https://doi.org/10.7717/peerj.1281.

Vijayan, K., J. L. Thompson, K. M. Norenberg, R. H. Fitts, und D. A. Riley. „Fiber-Type Susceptibility to Eccentric Contraction-Induced Damage of Hindlimb-Unloaded Rat AL Muscles". Journal of Applied Physiology (Bethesda, Md.: 1985) 90, Nr. 3 (März 2001): 770–76. https://doi.org/10.1152/jappl.2001.90.3.770.

Volek, J. S., W. J. Kraemer, J. A. Bush, M. Boetes, T. Incledon, K. L. Clark, und J. M. Lynch. „Creatine Supplementation Enhances Muscular Performance during High-Intensity Resistance Exercise". Journal of the American Dietetic Association 97, Nr. 7 (Juli 1997): 765–70. https://doi.org/10.1016/S0002-8223(97)00189-2.

Volek, Jeff S., und Eric S. Rawson. „Scientific Basis and Practical Aspects of Creatine Supplementation for Athletes". Nutrition (Burbank, Los Angeles County, Calif.) 20, Nr. 7–8 (August 2004): 609–14. https://doi.org/10.1016/j.nut.2004.04.014.

Vollaard, Niels B. J., Jerry P. Shearman, und Chris E. Cooper. „Exercise-Induced Oxidative Stress:Myths, Realities and Physiological Relevance". Sports Medicine (Auckland, N.Z.) 35, Nr. 12 (2005): 1045–62.

Walts, Cory T., Erik D. Hanson, Matthew J. Delmonico, Lili Yao, Min Qi Wang, und Ben F. Hurley. „Do Sex or Race Differences Influence Strength Training Effects on Muscle or Fat?" Medicine and Science in Sports and Exercise 40, Nr. 4 (April 2008): 669–76. https://doi.org/10.1249/MSS.0b013e318161aa82.

Weidner, Thomas G., und Thomas L. Sevier. „Sport, Exercise, and the Common Cold". Journal of Athletic Training 31, Nr. 2 (1996): 154–59.

Wernbom, Mathias, Jesper Augustsson, und Roland Thomeé. „The Influence of Frequency, Intensity, Volume and Mode of Strength Training on Whole Muscle Cross-Sectional Area in Humans". Sports Medicine (Auckland, N.Z.) 37, Nr. 3 (2007): 225–64.

Willardson, Jeffrey M. „The Application of Training to Failure in Periodized Multiple-Set Resistance Exercise Programs". Journal of Strength and Conditioning Research 21, Nr. 2 (Mai 2007): 628–31. https://doi.org/10.1519/R-20426.1.

Willardson, Jeffrey M., John Emmett, John A. Oliver, und Eadric Bressel. „Effect of Short-Term Failure versus Nonfailure Training on Lower Body Muscular Endurance". International Journal of Sports Physiology and Performance 3, Nr. 3 (September 2008): 279–93.

Yavuz, Hasan Ulas, Deniz Erdağ, Arif Mithat Amca, und Serdar Aritan. „Kinematic and EMG Activities during Front and Back Squat Variations in Maximum Loads". Journal of Sports Sciences 33, Nr. 10 (2015): 1058–66. https://doi.org/10.1080/02640414.2014.984240.

Youdas, James W., Benjamin R. Guck, Ryan C. Hebrink, John D. Rugotzke, Timothy J. Madson, und John H. Hollman. „An Electromyographic Analysis of the Ab-Slide Exercise, Abdominal Crunch, Supine Double Leg Thrust, and Side Bridge in Healthy Young Adults: Implications for Rehabilitation Professionals". Journal of Strength and Conditioning Research 22, Nr. 6 (November 2008): 1939–46. https://doi.org/10.1519/JSC.0b013e31818745bf.